龙城医派医家
系列丛书 ◆

万育堂医集

王德连　王忠贝　著

全国百佳图书出版单位
中国中医药出版社
·北 京·

图书在版编目（CIP）数据

万育堂医集／王德连，王忠贝著．—北京：中国
中医药出版社，2022.7
（龙城医派医家系列丛书）
ISBN 978-7-5132-7397-8

Ⅰ．①万…　Ⅱ．①王…②王…　Ⅲ．①中医学—临床
医学—经验—中国—现代　Ⅳ．①R249.1

中国版本图书馆 CIP 数据核字（2022）第 020444 号

中国中医药出版社出版

北京经济技术开发区科创十三街 31 号院二区 8 号楼
邮政编码　100176
传真　010-64405721
河北省武强县画业有限责任公司印刷
各地新华书店经销

开本 880×1230　1/32　印张 5　彩插 0.25　字数 117 千字
2022 年 7 月第 1 版　2022 年 7 月第 1 次印刷
书号　ISBN 978-7-5132-7397-8

定价　39.80 元
网址　www.cptcm.com

服务热线　010-64405510
购书热线　010-89535836
维权打假　010-64405753

微信服务号　**zgzyycbs**
微商城网址　**https：//kdt.im/LIdUGr**
官方微博　**http：//e.weibo.com/cptcm**
天猫旗舰店网址　**https：//zgzyycbs.tmall.com**

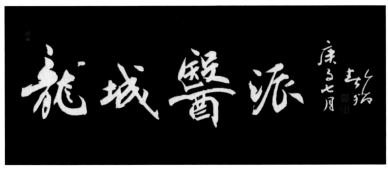

中国书法家协会会员、中华人民共和国文化和旅游部对外文化交流创作员、中国榜书艺术研究会会员孟春晗为龙城医派题字

安徽中醫藥大學黨委常委、副校長、安徽中醫藥科學院專職副院長李澤庚於二零二一年六月十日蕭縣調研中醫藥傳統知識保護工作座談會上寄語龍城醫派、挖掘精髓、凸顯特色、瞄準方向、注重積累、時在辛丑仲夏祖會民於蘭亭中醫堂靜心軒

安徽中医药大学党委常委、副校长，安徽省中医药科学院专职副院长李
泽庚于 2021 年 6 月 10 日在萧县调研中医药传统知识保护工作座谈会
上寄语龙城医派：挖掘精髓，凸显特色；瞄准方向，注重积累

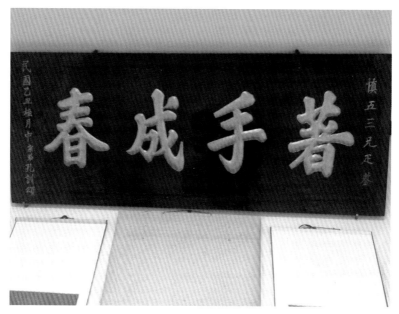

"著手成春" 牌匾

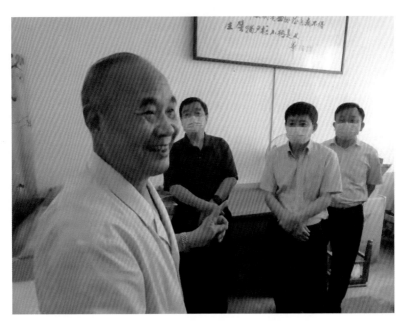

安徽中医药大学李泽庚教授（左二）、方向明教授（右一）、
安徽省中医药管理局肖锋处长（右二）到萧县中医研究所调研

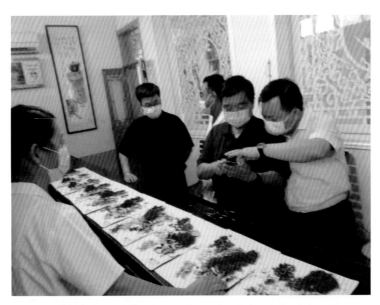

安徽中医药大学李泽庚教授（右二）、方向明教授（右一）、
国家中医药管理局中医药传统知识保护安徽分中心秘书处程斌（右四）
到萧县中医研究所调研

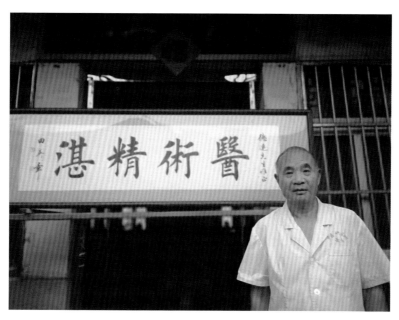

患者向王德连医师赠送欧楷大师田英章的书法作品

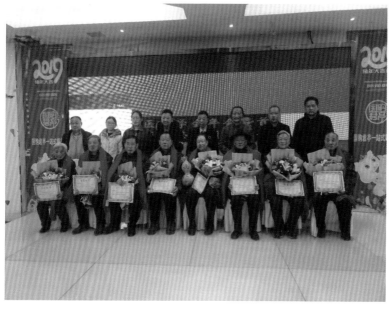

首届萧县名老中医颁奖仪式（前排右一为王德连）

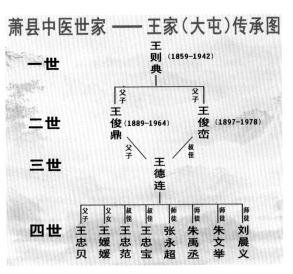

萧县中医世家 —— 王家(大屯)传承图

一世

王则典 (1859-1942)

二世

王俊鼎 (1889-1964) 父子

王俊峦 (1897-1978) 父子

三世

王德连 父子 叔侄

四世

王忠贝 父子 王媛媛 父女 王忠范 叔侄 王忠宝 叔侄 张永超 师徒 朱禹丞 师徒 朱文举 师徒 刘晨义 师徒

王氏中医世家家族传承谱

龙城医派简介

龙城医派发源于拥有 6000 多年文明史和 3100 多年建城史的安徽萧县。安徽萧县地处皖、苏、鲁、豫四省交界，因盛产艾草而得名，这里既是文献之邦、书画之乡，又是华佗采药行医圣地，中医药文化底蕴深厚，具有浓厚的"爱中医、信中医、服中药"社会氛围。现有萧县中医研究所、龙城医派学术研究会、萧县中医药学会、华佗养生协会、皇藏峪民间医药研究所、萧艾发展协会等中医药学术团体和机构，均由萧县卫生健康委主管或进行业务指导。

一、历史源流

龙城医派萌芽于新石器时代晚期，形成于华佗行医游学于彭城的东汉以及南朝宋刘裕时代，华佗于萧采药行医而著《华氏中藏经》，刘涓子为我国军医见于史志的第一人，著有《刘涓子鬼遗方》，标志着龙城医派进入经典医学时代。龙城医派开创于明清时代，涌现出一批医家及著作，如彭缙著《药性书》，朱自华著《医学简要》，朱镶著《伤寒简要》，以及朱光裕、纵伯、胡光廷、胡光亮、胡庆肇、胡庆和等名医；尤其在清末及民国时期，形成了现存已久，传承超过三代及以上的大量学说各异而又临床疗效突出的中医世家 40 余家。发展于民国后期以及中华人民共和国成立以后，涌现出段训祯、毛延明、陈文汉、周宜轩、王承福等百余名名医；这一时期，院校教育成为龙城医派的显著特征。名老中医刘庆扬、李大宽、蒋连柱等在 20 世纪 50 年代先后创办了萧县陶楼中医学校、红泉卫校、萧县卫校等学校，设置中医药学、针灸学专业，举办"西学中"培训班，为龙城医派培养了大批人才，即使在"文化大革命"期间，萧县中医药教育仍在刘庆扬先生等的坚持下弦歌不辍，为全县培养了大量中医药人才，有很多至今仍活跃在临床一线。党的十八大以来，在萧县大地上，中医药工作在守正中发展，在传承中创新，在弯道中超越，成功创建了"全国基层中医药工作先进县"，龙城医派学术传承课题成功入选安徽省中医药传承创新科研项目（中医药科研课题），实现了萧县在省级中医药科研方面零的突破，是宿州市唯一入选的科研项目；中医药学术团体如雨后春笋般地成立起来，利用网络、沙龙、讲座以及中医药进校园等不同方式形成了宣传中医药、学习中医药、使用中医药的浓厚社会氛围，不仅发展壮大了龙城医派，也使中医药成为萧县人民健康事业的一大亮点。龙城医派以院校教育、中医世家师徒传承为表现形式，以医技与医德并重、中医与书画融为一体为其主要特点。在这个区域性学派里，有以经方为特点的，有以《华氏中藏经》为传承的，有以《易经》为思维模型指导辨证论治的，有以各专科传承特点等多元一体为表现形式的学术传承体系，对当代萧县及皖、苏、鲁、豫四省交界地区的中医药学术发展有着不可估量的影响。

二、医派宗旨

守正创新，传承发展中医药，继承医派先贤医道、医德、医风、医术，推动流派传承创新发展，培育流派传承人才，创造流派学术成果，着力打造一支临床疗效突出、学术水平较高、区域文化特点浓厚、影响深远的中医学术流派，擦亮"龙城医派"文化品牌，普及中医药知识，提升医派人才技能，提高临床疗效，更好地护佑大众健康，提升公民中医药素养，助力健康中国建设。

三、学术范围

挖掘整理龙城医派医家学术著作、名老中医医案医话进行归纳，梳理流派传承脉络，完善流派学术思想，提炼流派诊疗技术，推动流派学术传承，提高临床疗效；设立龙城医派传承工作室，建立工作室示范门诊，探索特色制剂开发，加强特色技术推广，弘扬流派特色文化；积极组织开展以龙城医派为特色的高层次、高规格、高水平的学术研究与交流活动；收藏与出版以龙城医派为特色的古籍、文献、资料、书画、艺术品等；将农历四月十八日设立为龙城医派文化节，搭建宣传平台，利用多种媒体大力宣传龙城医派文化产业，促进中医药事业、产业高质量发展。

总　序

　　龙城医派发源于千年古县、全国基层中医药工作先进县——安徽萧县。龙城医派守正创新，源远流长，其传人崇尚学习，注重经典，承古创新，悬壶济世。萧县卫生健康委员会、龙城医派学术研究会有几位长期致力于弘扬乡土文化的热心人，在全县走访，深度挖掘中医药文化，传承龙城医派学术精髓，讲好萧县中医药故事，将本县一批卓有成就的老中医的著述进行了整理，计划出版一套"龙城医派医家系列丛书"。其间，主要负责此事的杜建军先生一再要求我写几句话。本人才疏学浅，只是近来在疫情期间应邀协助做了一点文字的解读与资料整理工作，并深为杜建军、尤允亚、马武锦等几位先生数年如一日埋头苦干的精神所感动。这也是我不揣浅陋，为本丛书作序的原因。

　　这段时间，我们日常生活中所遇到的大事之一，就是"抗疫"。若问抗疫期间谁是最可爱的人，毫无疑问，是那些奋战在疫情一线的白衣天使们，他们是真正的英雄，是民族的脊梁！

　　前段时间我在整理资料时发现，在萧县历史上，就曾经有一位因抗疫而捐躯的中医世家子弟，而且还是一位官员，他的名字叫朱儒经。朱儒经生活在清代康熙年间，他生前的职务是上元县（古县名，位于今江苏省南京市区）训导。康熙四十八年（1709年），当地瘟疫大行。因朱儒经出身于中医世家，素通医术，所以上司委任他督率医治。朱儒经对工作非常负责，他带着人，挨门挨户地给百姓治病（"沿门调治"），不慎在治疗的过程中，受到传染，不治身亡。去世时年仅四十八岁。

无疑，朱儒经是那个时代"最可爱的人"，也是萧县医疗卫生史上值得后辈景仰的楷模。正是因为有了萧县卫生健康委员会组织的这项深入发掘中医药史料的活动，我们才得以在乾隆年间的一部《朱氏家谱》中，发现了他的事迹，可惜仅有寥寥数语。这说明，深入挖掘、整理历代名医的生平事迹，是一件很有意义也很有必要的事。

在挖掘和整理史料的过程中，我也体会到了诸多遗憾。古往今来，萧县曾经有过一些成就极高的名医，例如生活在北宋时期的一位名医"张生"，就有一手治疗痈疽的绝活。宋哲宗元祐三年（1088 年），汴京城里一位叫王蘧的官员，背部长了痈疽，先请御医治了一个月，结果病情越来越重。这时候，王蘧想起了他在徐州任酒监期间结识的萧县名医张生。张生用艾灸，辅以其他药物，治好了王蘧的病。那年夏秋之际，京城患痈疽病的官员共有七位，只有王蘧一个人活了下来。这说明，张生的医术，不仅超过了御医，而且就治疗痈疽病而言，他的水平，在全国范围内恐怕也罕有其匹了。如果张生的药方、医案能够流传到今天，该是多么珍贵！可惜的是，对于其中的奥秘，我们只能从文献中想象了。

还有生活在明末清初的朱自华，他在明代末期做过太医院的院判。这个职务的品级，比专职的御医还要高两级。御医是正八品，院判是正六品。据《光绪萧县志》和《朱氏家谱》记载，他写过一部四卷本的《医书简要》。但是，这部书的内容是什么？今天的我们，也已经无从得知了。还有李莲航，本名李公达，民国时期曾先后担任过湖南和江苏共五个县的县长，50 岁后才专心从医，李莲航即是他从医后改的名字。20 世纪 70 年代，他移居美国旧金山。那时中医在加州尚未合法化。1975 年，当时的州长杰利·布朗的一个亲戚生了病，经过许多西医诊治，收效不大。布朗在一次闲谈中对他的好友刘斌谈及此事。刘斌先生热心中医事业，他向布朗州长推荐了李莲航医师。布朗听后半信半疑。后来李莲航亲自为病人把脉、针灸、开中药方，经过一段时间的治疗，病人的病情大获好转。布朗州长喜出望外，因此，他很快便签署了中医针灸合法化的第 SB86 号法案，使之成为加州的法律，并立即生效。就这样，出生在萧县的李莲航医师，利用手中的一根银针，成功地推动了中医针灸在美国加州的合法化，可谓功莫大焉。

然而，遗憾的是，迄今为止，我们还没有搜集到李莲航医师在中医药方面的著作。

还有植物学家董正钧先生，1952 年，他在新疆罗布泊考察时，发现了一种此前未见记载的野生植物。董先生根据它的发现地，将其命名为"罗布麻"。1957 年，他被调到中科院的科研单位担任副研究员，专门从事罗布麻的研究，并主持编辑出版了《罗布麻的综合利用》等专著，发表了数十篇论文。对罗布麻在医药、绿化、纺织、造纸、烟、茶等方面的开发和利用价值，进行了深入阐述，从而被公认为罗布麻研究的奠基者、创始人。然而，遗憾的是，就是这样一位代表了萧县药物学研究最高水平的专家。时至今日，在家乡，我们既没有见到其事业的继承人，也没发现有哪个机构收藏有董先生的学术著作。

这些令人遗憾的事例说明，对于本县历史上众多的著名医家留给世人的药方、医案的搜集、整理、编印、出版工作，实在是做得越早越好，刻不容缓。

恰逢盛世，萧县卫生健康委员会主任吴征岗领导有方，决策英明，常态化开展中医药传统知识保护，抢救性保护民间中医，挖掘龙城医派中医古籍及医家名医名方，开展医派学术交流活动，这些工作对于继承先贤遗泽、造福子孙后代来说，确实是一件功德无量的事。

"龙城医派医家系列丛书"首批共出版3本，分别为《万育堂医集》《沧海遗珠：海崇熙医案医文选》《类症医案》，其余书稿正在整理中，后续将陆续出版，敬请期待。

王智科

2022 年 6 月

（王智科，江苏省徐州市古籍文献研究会副会长，江苏省徐州市云龙书院地方文史研究中心研究员，安徽省萧县政协文化文史和学习委员会副主任）

序

　　德连王先生，萧国之耆宿，杏林之逸老也，幼时即潜心岐黄之术，醉忱先贤之教！出身中医世家，阅历已久，医术精湛，奋五世之余烈，穷半生之皓首！早起鸟鸣之先，夜眠人静之后，而成《万育堂医集》。是以利泽苍生，惠及斯民，灌溉杏林矣！先生怀倜傥通达之才，抱葱勃郁郁之志，呕心著述，不乏枕底之秘，袖中所珍也，以其旷世学风，抒发阐扬，而待四方学人，谦恭问阙，其亮节高风，后学岂有不闻讯而慕乎？

　　而医之为学实为难矣，先以五运六气，脏腑经络，针刺火灸，明堂孔穴，本草内难，历代典籍，旁及历法方术，蔚然大观！然后始可操刀圭以对世人。奈何古今殊途，西学割壤，疾病谱系变化所关，中医阵地萎缩如斯。而王师《万育堂医集》一书，不堕俗套，不贪全面，而以事实诊疗经历为依归，发蒙解惑，啄拨经典，决奥阐幽，欲公之于万世，付诸梨枣，不为一姓之私财！岂不令人钦佩也欤？

　　是书十万余字，乃王师精擅之内、妇之病为主，兼及虫蚁品类之应用经验，而于小柴胡汤衍化之法，尤为精湛！其于痛经之病，寒湿气滞瘀血之外，揆诸肝肾，逍遥血府之投，刺痛之患开颜而笑，八珍右归之补，疴痛之辈无不豁然！夫崩漏之疾，火热虚寒劳倦瘀弱诸因，岂无冲任？是以黄连解毒凉血诸法以塞流澄源，而三补重用兼以圣愈成复旧之用，若夫血瘀之崩，不忘化瘀止血，最可佩者，炒大黄之推陈致新之虑，堪称佳配。而乌梅滋阴柔肝中兼有收敛之效，归脾摄血健脾之中又有固涩之能，是以善用本草者也！多囊卵巢之病乃肾水衰涸之变，治从天癸而兼顾气血寒热之因，观其血枯之亏，经带量少涩而干，阴损及阳风消物，切忌峻补；虚寒淡漠之情，子宫幼小之辈，滋其乙癸，岂吝温补；形满脂丰之妇，涤痰之后，不忘逐瘀；肝郁痰阻之闭，二陈之外兼以疏肝，八味化瘀之制，通经隧孔道之塞，所到即开！先兆流产，泰山磐石系列加减，臻于至善！而产后诸疾之案，不乏枕秘之献！妇人乳病，疏肝理气，解郁扶土，养血温肾，清心滋水，消癥软坚，十法兼备，可谓囊括无余；小柴胡汤乃和解之方，古人增以丹皮治热入血室如见鬼状，而先生加以滋阴安神化瘀之品，投于失恋之悲，又有益以青蒿生地玄麦之合而治内热子烦，更投芪夏龙牡之镇，以治产后昏仆之晕。若夫柴胡甘麦大枣之合，竟愈脏躁！柴胡以及温胆相叠，乳癖失眠。嗟乎！妇病之治，亦广亦大，兹举数端以盖其余。而乙肝初期之病，其正气尚胜，邪气滞留，小柴胡兼龙胆泄肝针芥相投，当防苦寒败胃，直须顾护后天！木旺而侮土者，柴胡小承气合璧为用，疏木不宜太过，当宜防其耗气，岂忘中病即止。疫毒渐进，正气已衰，龙胆甘露消毒之丹，泄热利湿兼扶正气。其中期治疗须加强扶正之味，脾虚者四君失笑之投，肝肾者右归补脾莫忘。后期之病，正虚邪胜，瘀血腹水者标本兼顾，四君大黄蛰虫，肝肾阴伤者，参附生脉之饮。出血热以及戴阳之论，足以彪炳千古而为来者言也。

余常闻天有奇文，地有奇事，人有奇病，不可拘也，欲治其病，岂可执定一途？世有愚陋之辈，以井底之管见以窥天地之迥阔，或以"伤寒""金匮"为金科，或以金元某一为玉律，或以四圣心源为规范，各演家技，始终顺旧！此先圣早已振聋发聩之叹也，何今人竟如此攻讦也，而王师德连者，上承内难，下逮近贤，参以西学，遂成一家之学。忆昔尼山立教，著万世之至论！垂不朽之玄言，垂范今朝。而《万育堂医集》以王师之谆谆教诲亦足以覆被万世医坛，膏渥龙城矣，是为序。

时二零二一年四月

正逸子尤允亚于龙城

前　言

　　本人出身中医世家，自幼年起，受家庭环境的影响和熏陶，对中医学产生了浓厚的兴趣，领悟到药性汤头等基本知识。在耳濡目染之中，通过口传心授及悉心指点，从此走向勤苦恒久的师承之路，在临床学习，在临床施医，在临床提升本领。数十年的从医生涯，留下了一幕幕值得深思的、重要的历史画面，那些感人的往事，危重患者生离死别的时刻，足以令人惊心动魄，既是对中医历史的尊重，也是奋斗中医未来的基础。

　　振兴中医，传岐黄大业，从医者人人有责。本人自觉理论不系统，囊空无物，一则无以展示，二则唯恐下笔有误，不知所措，贻笑大方。深知人之所病病种多，医之所病病亦少，亦说"宁治十男子，不治一妇人"，以及妇人病或隐曲难或指下难明，加之古今相去甚远，移年履革，疾病多变，尤其当今"三废"污染日重，流行病毒日新，工作节奏日快，应以对策必借助西医为中所用，以求"他山之石，可以攻玉"，为遵循求真务实之宗旨，借传承之东风，借书本知识，贴近临床实践，将本人心得体会书之于下。

　　切盼同道，不吝抛玉，吾将虚怀而受。

王德连

2022 年 2 月

目　录

上篇

医道传承

一、王氏中医世家简介

王则典简介

王则典先生，字慎五（1859—1942），出身于书香之家，原籍河南省永城市，后迁至安徽萧县大屯镇林楼乡王集寨。先生为家中第三子，从幼年开始读书，览各家之经典，如《大学》《中庸》《论语》《孟子》《诗经》《尚书》《礼记》《周易》和《春秋》，其间热爱中医、针灸。1870年赴京科考，事不如愿落榜，后遂居京做政事，待后国政不稳，离京归乡，路经山东长清地段，谋生于一家私塾学堂，就食于此，一边教书一边为患者针灸，不图报酬，凭一技之长为患者解除疾苦，故前来求医的病人日益增多。三年之后，弃教从医。1883年开始设立万育堂医馆，开始行医生涯。在治疗风湿病方面，临床擅用"三圣通痹丸"（现改为胶囊），近百年来，治疗外因所致风、寒、湿三气杂而为痹诸多病症，用于临床实乃屡治屡验，有效无比。1888年返乡，悬壶乡里，济世救人，矢志不渝，行医于河南商丘，安徽凤台、亳州等地，每到一地，深得病家信赖和敬仰。其间，使一久危重患者病愈，患家为表感激之情，颂一匾牌——"著手成春"，出处为唐代司空图《诗品》："俯拾即是，不取诸邻；俱道适往，著手成春。"落款为"慎五三兄疋鉴"（王则典字慎五，为家中第三子），"民国乙丑桂月中宗弟孔训颂"（1925年8月中旬由王孔训赞颂）。

王俊鼎简介

王俊鼎先生（1889—1964），安徽萧县林楼乡王集寨人，幼年始读经书，继而随父学医，深受中国儒学"仁""爱"信念的影响，管理中药店的大小事务。苦读医学经典，熟背汤头，临证侍诊，口传心授，日复一日，年复一年，度过了数十个春秋，传承中医医学本领，在临床中对急、危、重症患者的治疗，有独到之处。擅长中医内科、妇科、儿科疾病的诊治，特别是小儿高热的治疗，在方圆数十里有很高的声誉。对患者态度和蔼可亲，有一种中医人最典型、最容易体现中医本色的精神风度——"用心"，亦是大医孙思邈所谓的"一心赴救"。

王德连简介

王德连，男，1944 年 4 月生。安徽萧县大屯镇人，王氏中医世家第三代传承人，副主任中医师。现任萧县中医研究所所长，开办万育堂中医诊所，从事门诊工作。1986 年获得安徽省卫生厅授予的"全省卫生文明先进工作者"称号。2005 年，由国家中医药管理局遴选"全国农村基层优秀名中医"310 名，王德连名列安徽省 14 人之中，亦填补了宿州市的空白。2018 年被评为"萧县名老中医"。

王德连五十余年的从医之路，寓医理于临床，对脉诊、舌诊及辨证技巧掌握熟练，预后分析中肯。擅长中医内科、妇科等疑难杂症的治疗。家传中医自拟方"王氏八味胶囊""王氏通痹胶囊"广泛应用于临床，疗效佳。

王德连从医生涯中，发表了多篇论文。《引火归原治疗"戴阳"》《治疗慢性充血性心力衰竭》《小柴胡汤加减治疗胆石症》等数十篇论文发表于国家级、省级学术期刊，其中《临床运用理气之法治疗百病之感》于 2002 年 9 月在全国政协礼堂召开的传统医学文化交流大会上获得金奖证书。本人之志：努力实现患者"少花钱、看好病"的愿望，为弘扬传承新时代中医文化做出应有的贡献。

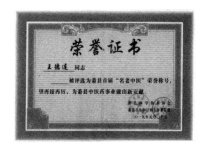
王德连"名老中医"荣誉称号

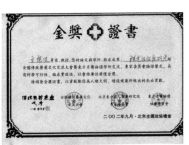
王德连学术金奖证书

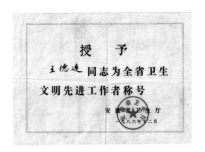
安徽省卫生文明先进工作者

王忠贝简介

王忠贝，男，1970 年出生于中医世家，王氏中医世家第四代传承人，自幼受家庭熏陶，随父从医、临床侍诊，苦读岐黄，反复锤炼。读经典原文及章节警句，做到铭记于心。毕业于安徽中医药大学，副主任中医师，全科医师，现任安徽萧县张庄寨镇中心卫生院院长。曾在多种国家级及省级刊物上发表论文，2018年被评为宿州市"十佳医生"，2019年遴选为宿州市基层名中医。

　　临床上对胆汁淤积型乙型病毒性肝炎、风湿病均有一定的研究和独特的治疗方法；对慢性阻塞性肺疾病、肺源性心脏病、妇科疑难杂病，及其他常见慢性病、多发病等均有所研究，能运用中医基础理论辨证论治，在临床治疗中均获得较好的疗效。认真做好健康守门人，发挥中医专长，传承中医文化，认真履行职责，努力做好各项工作，为人民的健康贡献毕生力量。

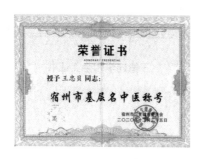
王忠贝"基层名中医"称号

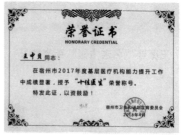
王忠贝"十佳医生"称号

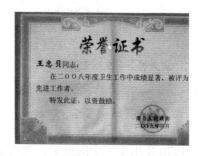
王忠贝"先进工作者"荣誉证书

二、王德连从医之路

本人出生于 1944 年，安徽省萧县大屯镇人，出身于中医世家，16 岁开始学医。幸运的是，国家有允许师带徒的政策，从而获得卫生行政主管部门的批准，从此走上了漫长而曲折的中医学徒道路。

父亲对我的学习要求很严，要求我每天早起晚睡攻读经典，始读《药性赋》和《汤头歌诀》，继读《内经》和《伤寒论》，一定要会背诵，并不时检查背诵的情况及理解程度。条文背得快，似乎收获不大，自己觉得很枯燥无味。父亲说："文是基础医似楼，文以载道。要想学好中医，四大经典是基础。"从此我便加强了对四大经典的学习，不少文章至今还能背诵，奠定了学好"四大经典"的功底。经典著作是指导临床实践的精髓，讲整体、讲辨证、讲个体差异、讲天然药物等，皆可以从四大经典中找到源头。父亲常说一句话："知其经者一言告终，不知其经者流散无穷。"本人谨遵父训，孜孜不倦，读经典的原文及章节警句，做到铭记在心，脱口而出，同时随父侍诊，口传心授，尽得家传之秘。明其理，知其要，所谓"悟性"对学习中医尤为重要。"只可意会，不可言传"，就是指自己要琢磨体会，要实践，择善而从，融会贯通：将前人的经验化为己有，日积月累，不断深入，自然能登堂入室而学有所成。

我父亲在临床上善用大黄，体会颇深，他早年和一位杨姓名老中医，人称"大黄先生"，在学术上彼此交流，获得启发。如对高龄老人气虚纳谷不香，重用黄芪 100g，炒大黄 5g，水煎服代茶饮，胃和肠清，能起到延年益寿之功效。本人借此用于临床。

如治疗急性黄疸所谓"阳黄"，用茵陈蒿汤，重用大黄，每例均获得满意的效果。曾治一位患者，男，40岁，原有高血压、前列腺增生病史。近月来，脘痞胀痛，厌油腻，呕吐阵作，头昏而重，小便黄、短而频，舌暗红，苔薄黄而腻，脉微弦。B超检查提示泥沙型胆结石，建议手术治疗。患者拒绝，来我处就诊。处方：大黄30g，茵陈30g，木通、猪苓、茯苓各10g，白蔻仁10g，苍术、白术各15g，甘草6g，车前子20g。3剂，水煎服。二诊诸症减，随原方加减治之。经B超复查，肝胆无异常，其结石完全消失。

1964年，我在安徽萧县的林楼公社医院工作，中医门诊有位主任医师文化程度高，中医功底好，临证数十年，有丰富的经验，在当地有较高的威望，其医德高尚，对我的帮助匪浅。他说："名医扁鹊有言，人之所病，病疾多，医之所病，病道少。"教我多读书，实践，借医术以济世，把其长期积累的临床经验毫无保留地传给我，特别是中药的炮制、加工，膏、丹、丸、散的配制，对中药的真伪辨识等。在他的指导下，我的医学知识得到了很大提高。

1973年，我获得了去淮北市中医院进修的机会，中医门诊部有6名中医师，我有幸跟从张守金医师。他系南京中医药大学毕业，从事临床工作10余年，学验俱丰，对我启发甚大。张老师对老年病的防治有独到的见解，认为衰老是人生自然规律，老年病从整体辨证属"虚"，从局部辨证是"实"，总的病因是虚实夹杂，即正虚与邪实并见，对老年病急、危、重症的治则应为温阳、扶正、祛邪，同时注意胃、神、根的症状表现。辨证要准，立法要稳，选方要精，用药要轻，诊治要落实理法方药的一致性。

　　我从幼年开始受家庭环境的影响和熏陶，从而走进中医，热
爱中医。1986 年，安徽省卫生厅授予我"全省卫生文明先进工作
者"称号。1994 年经考核，我晋升为副主任中医师。2001 年依
照《中华人民共和国执业医师法》，经审核合格，取得执业医师
证书。

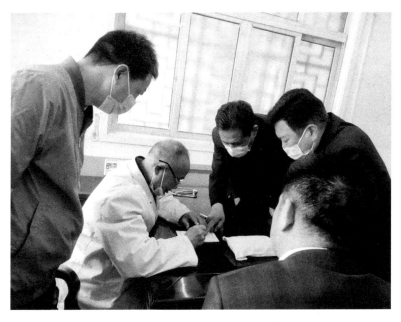

跟师学习

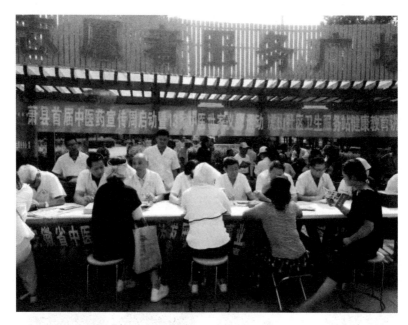

中医世家义诊活动

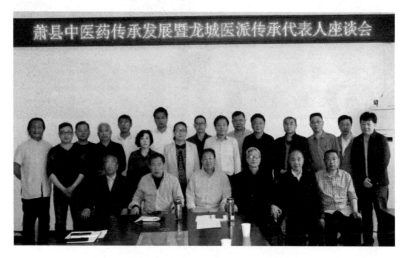

龙城医派座谈会（前排右二为王德连）

下 篇

诊疗经验

第一章　妇科杂病

第一节　月经病

一、月经先期

月经周期提前 7 天以上，甚至一月两次，连续 3~6 个周期以上称月经先期。偶尔超前一次者，不作先期论。

本病的发病机理，主要是血热迫血妄行，气虚不能固摄冲任而致，热有虚、实之别。另有气虚气不摄血之因。

1. 血分热盛

症状： 月经提前量多色红或紫暗，质黏而稠，心胸烦闷，面红口干，小便黄，大便结，2~3 日一行，舌质红，苔黄，脉洪数或滑数，均为实热之象。

病因病机： 血分热盛，经前量多，热灼伤津则经色深红或紫，质黏稠，冲任有热，累及心肝，心胸烦闷、口干、便燥，舌质红、苔黄、脉数均为实热之象。

治法： 清热凉血，固冲调经。

方药： 清经散（《傅青主女科》）加减。

方药解析：丹皮、地骨皮、黄芩、黄柏、青蒿为清热之剂；大黄清热通便，白芍、生地黄柔肝敛阴；枸杞子、山茱萸滋肾水平肝阳；火热泻后血海得以安宁则经自调。

2. 肝郁化火

症状：经量或多或少，色红或紫或夹有血块，经行不畅，乳房、胸胁、小腹胀痛，心烦易怒，口苦咽干，苔薄黄，脉弦。

病因病机：肝气郁结，日久化热化火，热扰冲任，迫血妄行。

治法：疏肝解郁，清热凉血。

方药：丹栀逍遥散加减。

方药解析：柴胡、黄芩清少阳之热；郁金、香附理气疏肝解郁；白芍、延胡索养肝止痛；白术、茯苓、甘草培土疏木，使气机条达。

3. 阴虚内热

症状：经行提前量少、色红、质黏稠，手足心热，舌红少苔，脉细数，虚火上浮，两颧潮红，手足心热，舌红少苔，脉细数均为阴虚内热之征。

病因病机：素体阴虚之妇，阴虚水亏，内热遂炽，热扰冲任，迫经下行，故月经先期。阴虚不能制阳，阳气外泄，故见虚火上浮，两颧潮红，手足心热，舌红少苔，此为阳虚内热所致。

治法：养阴清热、滋补肝肾。

方药：养阴清热两地汤（《傅青主女科》）加减。

方药解析：北沙参、麦冬、知母、枸杞子、山茱萸、五味子、黄芩清热生津，滋阴壮水；乌梅、白芍、甘草酸甘化阴；阿胶养血补虚；共达水盛而火自平，阴平而阳自秘，使经行日趋正常。

4. 气虚不固

症状： 经行先期，量多，色淡，质清稀，神疲，肢软，心悸气短，或纳少，便溏，或小腹空坠，舌淡苔薄，脉弱无力。

病因病机： 本病多属脾虚，中气不足，失于统摄之权，冲任不固而致。如进一步加重伴有肾气不足，不能助脾土生血，失去统血之力。上述症状均为气虚血少之征。

治法： 补气摄血。

方药： 归脾汤合补中益气丸加减。

人参10g，白术15g，山药15g，黄芪30g，龙骨30g，牡蛎30g，肉桂10g，吴茱萸3g，酸枣仁10g，茯神10g，远志10g，木香10g，陈皮10g。

方药解析： 人参、白术、山药、黄芪补脾益气，健脾统摄；龙骨、牡蛎、肉桂、吴茱萸温脾肾之阳，从而增加脾胃生化之源，脾能生血。若经量多，加龙骨、牡蛎，在补气的基础上加以固涩；枣仁、茯神、远志养心安神，木香、陈皮理脾行气，使补而不滞。

[临床验案]

案例一

陈某，女，44岁，务农。于2010年11月4日初诊。患者末次月经10月26日来潮，超前11天，10天干净。近2年来每月都是这样，经量或多或少，夹有血块，时有带下，微黄有异味，小腹坠感，经来乳房胀痛加重，肋胀痛。口干苦，心烦易怒，大便2~3日一行，舌苔微黄，脉弦数，诊为肝郁化火。

治法：疏肝清热。

方药：丹栀逍遥丸加减。

柴胡 10g，黄芩 10g，丹皮 10g，黄柏 10g，白术 10g，茯苓 15g，延胡索 10g，香附 20g，木香 10g，甘草 5g，大黄（后下）10g。连服 10 日，每日 1 剂，日分 2 次服。另服自制八味化瘀胶囊，每次 8 粒，一日 2 次，早晚各 1 次。

二诊（11 月 15 日）：患者诸症皆减，大便一日 1~2 次，无不适感。治疗不变，原方去大黄加当归 10g，红花 10g，继服 15 剂，7 天服 5 剂（一周连服 5 天，停 2 天，继续服用同前法。下同），每剂分早晚 2 次服；同时坚持服八味化瘀胶囊，每日不减。

三诊（12 月 7 日）：诸症悉平，月经较前推后，经期 7 天，经色不暗红，血块少。唯乳房胀痛，胁肋胀痛明显好转，大便日行 1 次。有感口苦舌燥，舌微红，苔薄脉微弦，坚守治法，上方去延胡索、木香，加姜半夏 10g，陈皮 15g，继服 15 剂，同上法。

四诊（12 月 28 日）：患者月经正常来潮，色暗红，白带极少，乳房时胀痛、口不苦，二便正常，为使患者完全恢复健康，以善其后，停服中药，继服八味化瘀胶囊，每天 2 次，每次服 12 粒，连服 3 个月，待半年后随访患者，其言曰：身体正常，自感舒适。

案例二

李某，女，18 岁，学生。2014 年 7 月 2 日初诊。末次月经 6 月 12 日来潮。近 1 年来，每次月经来潮提前 7 天，经量或多或少，色淡红，颧潮红，手足心热，腰酸痛，夜间盗汗，舌红少苔，脉细数。此青春发育期，肾气不充，加之学习压力，阴虚生内热，虚热内扰，则月经先期，虚火上浮，面潮红，迁延日久渐至贫血，诸症加重。

治法：养阴清热，滋补肝肾。

方药：两地汤加减。

生地黄 10g，白芍 10g，麦冬 10g，枸杞子 10g，山茱萸 10g，山药 10g，五味子 6g，知母 10g。甘草 5g。15 剂，7 天服 5 剂，每剂分早晚 2 次服。

二诊（7 月 29 日）：患者主诉症状较前减轻，本次月经亦提前，但量不多。唯淋漓不净 10 余天，色淡红。舌淡、脉细。

治拟补气固摄、补中益气。拟定处方如下：

黄芪 30g，白芍 10g，熟地黄 10g，山药 10g，阿胶 10g，山萸肉 10g，龙骨 30g，牡蛎 30g，甘草 5g。另服三七粉 3g。15 剂，7 天服 5 剂，每剂分早晚 2 次服。

三诊（8 月 25 日）：患者主诉月经正常来潮，余症皆除。

全方重在壮水制火，佐以补气，使水盛而火自平，阴生而阳自秘，则经行日趋正常。

案例三

吕某，女，48 岁，会计。2018 年 5 月 30 日初诊，末次月经 5 月 15 日来潮，超前 8 天。经行止而复来，量少，近半年余经量或多或少，质清稀，神疲、肢软、心悸气短、纳少、便溏，时而小腹空坠。舌淡、苔薄，脉弱无力。此为脾虚，中气不足，统摄失权，冲任不固，继而肾阳虚衰，元阳不足，失于温化，致月经先期。

治法：补气摄血。

方药：归脾汤（《济生方》）加减。

人参 10g，黄芪 30g，炒白术 10g，茯神 10g，砂仁（后下）

5g，山药 10g，炒扁豆 30g，肉桂 5g，甘草 5g。加生姜、大枣同煎服。20 剂，7 天服 5 剂，每剂分早晚 2 次服。

二诊（6 月 25 日）：服药近月余，本次月经提前 3 天，诸症较前减轻，食纳增加，脾得健。有感腰无力，睡眠不实。舌淡转红，脉弱。治从上方加减，人参减 5g，黄芪 30g，白术 10g，山药 10g，以补中气；砂仁（后下）10g，陈皮 10g，木香 10g，理气补而不滞；加龙骨 20g，牡蛎 20g，甘草 5g，柏子仁 10g，枣仁 10g，茯神 10g，远志 10g，宁心安神；加鹿角胶 4g（烊化），以补肾之元阳，唯恐早衰。近于更年期断经前后之不适应，继使肾阳不衰，脑不失延。予以不治现症治未症，谨以防度，恐有气血败乱之虞。

综上所述，月经先期是妇科常见病，其病机是冲任不固，可因气虚、肾虚不固或热扰冲任、迫血妄行，或瘀血内阻、新血不安引起。分别采用补脾益气、固摄肾气、清热凉血、疏肝活血化瘀之法，必要时配合西医检查采取相应治法。

二、闭经

女子年逾 18 岁，月经不来潮，或来潮继而中断，达 3 个月以上者，称为"闭经"。本病在临床上常见，当详辨之。

闭经是一个症状，涉及的病种多、范围广、病机复杂。历代医家对闭经的病因病机已有较深的认识。《内经》指出闭经多因忧思郁结、损伤心脾，失血过多，房劳过度，肝血亏损，胞脉闭，心气不得通下等所致。《傅青主女科》则强调闭经与肾水的关系，指出"经水出诸肾""经水早断，似乎肾水衰涸"，为后世医家从肾论治闭经提供依据。闭经可分为原发性闭经和继发性闭经。

原发性闭经由先天禀赋素虚、肾气不足，或幼年多病，天癸不能如期而至，任脉不充、冲脉不盛而致。

继发性闭经其病变部位在胞宫，多由气血虚弱、气泄、血瘀、寒凝、痰湿等所致。

继发性、功能性闭经的病因病机可归纳为以下几种情况。

1. **肝肾不足**　由于禀赋不足、房劳多产、久病等伤肾而致精血不足，无血可下。

2. **气血虚弱**　脾胃虚弱，阳虚化寒、寒凝经脉而为虚寒经闭。

3. **阴虚血燥**　素体阳虚或失血阴亏，或久病营血亏耗，燥灼营阴，血海干涸，发为闭经。

4. **气滞血瘀**　七情内伤，气结则血滞。《万氏女科》曰："……忧愁思虑，恼怒怨恨，气郁血滞而经不行。"

5. **痰湿阻滞**　妇人肥胖多痰湿，或患痰湿病症，或脾阳不运，湿聚成痰，痰湿下注，脂、痰、湿阻滞冲任，壅塞经脉而致月经不行。

[临床验案]

闫某，女，27 岁。2005 年 8 月 4 日初诊。主诉月经未至 3 月余。现病史：该患者末次月经 3 月 10 日来潮，平素月经错后半月许，量偏少，形体肥胖、胸闷泛恶、腰酸痛、舌胖苔白、脉缓。该患者已婚 5 年，曾行过 2 次人工流产，后又有一次自然流产，因形体肥胖，曾口服减肥药半年。于 2004 年经医院诊为多囊卵巢综合征伴有输卵管部分粘连。经治疗无效，特来就医。此为痰湿下注，互结为瘀，络脉受阻。

治法：燥湿化痰、活血化瘀，调经期。

方药：二陈汤合柴胡疏肝散加减，伴八味化瘀胶囊（自制）。

柴胡 10g、黄柏 10g、当归 10g、川芎 10g、半夏 10g、南星 10g、苍术 10g、茯苓 15g、香附 20g、白豆蔻 10g、薏苡仁 30g、仙茅 10g、菟丝子 10g、甘草 5g，30 剂，7 天服 5 剂。八味化瘀胶囊（自制），每次 8 粒，一日 2 次。

二诊（10 月 2 日）：经服上药后月经未至，腰酸痛亦有好转，腹不胀，胸不闷，唯大便每日两次，无腹痛，全身轻快有力，舌、脉同前，前法继进。八味化瘀胶囊由每日 16 粒减至 12 粒，一日一次。上方去黄柏、南星，加红花 15g、鹿角胶 6g（烊化），继服。20 剂，7 天服 5 剂。

三诊（11 月 4 日）：患者诉二诊后第 15 天月经来潮，唯量少，3 天即净。腹平软，腰微痛，舌苔少，脉缓。在前法的原则下治拟健脾化痰、益肾调经。

方药：黄芪 30g、桂枝 10g、白术 15g、茯苓 15g、姜半夏 10g、杜仲 10g、川断 10g、菟丝子 10g、山茱萸 10g、山药 15g、白芍 15g、枸杞子 10g、当归 10g、甘草 5g，15 剂，2 天服 1 剂。八味化瘀胶囊减至 8 粒，一日 1 次。

3 个月后诸症悉平，月经正常，体重减轻。

按：闭经一病，是因湿浊痰滞瘀所致，多见于青年及中年期之妇女，治宜化湿破瘀血。故《女科切要》中载："肥白妇女经闭而不通者，必是痰湿与脂膜壅塞之故也。"对于肥胖之人的闭经，《傅青主女科》方用加味补中益气汤。此方之妙，妙在提脾而升于上，作云作雨。"则水湿反利于下行，助胃气而消于下，为津为液，则痰涩转易于上化。"故借前贤之法，适现时之治，当以灵活变通。

三、痛经

首先认识痛经的发病机理，多属肾虚血瘀。原发性痛经常在月经初潮后发生，与肾气、天癸有关，此时疼痛较剧烈，为排经不畅，故前人认为不通则痛，不通者瘀浊也。此种现象，其根本原因在肾虚，由肾虚导致血瘀的形成，其标者为血瘀，其本者为肾虚。所谓"肾无实证"，肾阳虚主要是癸水中之阳水不足，不能温煦，而致瘀血。因而排经不利，不通则痛。再者肾虚子宫发育欠佳，宫颈管狭小以致排经不利，此虚—瘀—痛，不通则痛，本病的发生以学生为多。辨证时当辨别寒湿凝滞、气滞血瘀、肝肾亏损之不同。

1. 寒湿凝滞　经前或经期小腹冷痛，甚则绞痛，按之痛甚，热熨则痛减。经水少，色暗红，苔薄白，脉沉紧。治拟温经祛湿，通经止痛。

2. 气滞血瘀　发病在月经前或经期，小腹胀痛，经行不畅，量少，色紫暗。主要表现为胀甚于痛，伴有乳房胀痛者为气滞；痛甚于胀，伴有腹痛拒按、经行有块为血瘀，舌紫暗，脉沉弦或涩。治拟理气活血，祛瘀止痛。

3. 肝肾亏损　常见于经期或经后，小腹绵绵作痛，按之痛减。经水色淡，质清稀，面色苍白，精神倦怠，舌质淡，脉沉细。治拟补益肝肾，调冲任。

[临床验案]

案例一

张某，女，20岁，2004年7月14日初诊。主诉经行腹痛2

年，近期加重。现病史：该患者于 14 岁月经初潮，经期 5 天，周期 29 天。于 2 年前出现痛经，近 2 个月因临近高考，经行腹痛加重。曾就诊于某医院，诊为"原发性痛经"，医治不效，故来本院就诊。末次月经为 7 月 10 日，经量多、色暗，有块。腹胀痛、喜冷饮。现症见头痛时作，烦躁易怒，晨起口苦，溲黄便干，舌质暗红，脉弦滑。诊为肝郁化火，瘀热互阻之痛经。

治法：疏肝清热，凉血化瘀止痛。

方药：丹栀逍遥散合栀子豉汤加减。

柴胡 10g，黄芩 10g，当归 10g，赤芍 10g，丹参 30g，丹皮 10g，淡豆豉 10g，川连 6g，吴茱萸 3g，大黄 8g，红花 10g，延胡索 10g，香附 20g，甘草 5g。连服 15 剂，每日 1 剂，分早晚 2 次服。

二诊（7 月 30 日）：服上药后，烦躁易怒、晨起口苦均减。近来小腹仍胀并有灼热感。大便好转，脉同前。拟逍遥散合血府逐瘀汤加减。

方药：柴胡 10g，黄芩 10g，黄柏 10g，丹皮 10g，丹参 30g，桃仁 10g，茜草 10g，大黄 8g，当归 10g，川芎 8g，延胡索 10g，甘草 5g。水煎服，10 剂。另服三七粉 3g。7 天服 5 剂，每日分早晚 2 次服。

三诊（8 月 15 日）：近日月经来潮，小腹痛胀及灼热大减，略有烦躁易怒，口苦均已无。余症皆减，舌质红、苔薄微黄，脉微弦。

治法：疏肝清热，凉血通脉。

方药：柴胡 10g，黄芩 10g，丹参 30g，赤芍 10g，白芍 10g，延胡索 10g，香附 20g，红花 10g，甘草 5g。10 剂，7 天服 5 剂，

日二次。其后以此方调治 1 个月，2 天服 1 剂，诸症悉平。

按：本案患者系青春学生，学习紧张，夜以继日，肝肾阴虚而化火，热入血室而痛经。治从疏肝清热凉血入手，清其肝经郁热，用逍遥散合栀子豉汤加减，尤其方中加大黄一药，乃取其清热通下之功。正如唐容川在《血证论》中说：大黄既是气药，又是血药，止血而不留瘀，尤为妙药。诸药相合，热得清，络得通，冲任得调。

案例二

胡某，女，28 岁，2005 年 12 月 19 日初诊。主诉痛经 2 年。现病史：患者已婚 3 年，一直避孕，经量少，经期正常，但经期腹痛绵绵。曾在某医院诊为"原发性痛经"，查激素提示黄体酮偏低。治疗 3 个月无明显效果，故前来本院就诊。末次月经 12 月 9 日，经色淡、量少、质稀。腰部酸痛，小腹冷，喜温喜按，四肢不温，舌质淡、苔白，脉细弱。证属肝肾虚损、冲任虚寒。

治法：温补肝肾，益气养血。

方药：八珍汤加减。

熟地黄 20g，山药 15g，黄芪 30g，白术 15g，茯神 10g，当归 10g，川芎 8g，肉桂 5g，延胡索 10g，杜仲 10g，川断 10g，仙茅 10g，淫羊藿 10g，甘草 5g，生姜 3 片。水煎服，15 剂，7 天 5 剂，每剂分早晚 2 次服。

二诊（2006 年 1 月 12 日）：末次月经为 1 月 7 日。服药后，腰痛、小腹冷、四肢不温、腹痛较前均有好转，舌淡红，苔薄白，脉沉细，治宜补肾益精，温精散寒。

方药：当归四物汤合右归丸加减。

当归 10g，川芎 8g，黄芪 30g，枸杞子 10g，山茱萸 10g，杜

仲 10g，川断 10g，巴戟天 10g，熟地黄 20g，鹿角胶 4g，仙茅
10g，菟丝子 10g，延胡索 10g，肉桂 6g，甘草 5g。服药 20 剂，7
天服 5 剂，每剂分早晚 2 次服。

三诊（2006 年 2 月 16 日）：末次月经 2 月 8 日。经期腹痛
明显减轻，小腹转温。月经量较前增多，余症减轻，舌质淡红、
苔薄白，脉沉细，仍进上方，当归加至 20g，继服 20 剂，7 天服
5 剂，每剂分早晚 2 次服。

四诊（2006 年 3 月 18 日）：末次月经 3 月 10 日。经期腹痛
近无，诸症消失。舌质红、苔薄，脉沉弦有加。

按：本案患者，经行腹痛绵绵，小腹喜按喜温，四肢不温，
乃为虚寒所致。《景岳全书》载："经行腹痛，证有虚实，实者，
或因寒滞……虚者，有因血虚，有因气虚……虚痛者，于既行之
后，血去而痛未止，或血去而痛益甚，大都可按可揉者为虚，拒
按拒揉者为实。"长达三个月的治疗，健脾益气，补肝益肾，若
元阴不足加以鹿角胶，进而益元气，生精血，实乃血肉有情之
药。诸药相合，共成补肝脾、益肾、温经散寒止痛之方。

四、崩漏

对崩漏的认识，《诸病源候论》载："血非时而下，淋漓不
断，谓之漏下""忽然暴下，谓之崩中"。《景岳全书·妇人规》
云："崩漏不止，经乱之甚者也。"

本病既是病名又是症状，其病因可分为火热、虚寒、劳伤、
气陷、血瘀、虚弱等。

本病的发病是肾-天癸-冲任-胞宫轴严重失调的结果，其主
要病机是冲任损伤，无以制约经血，导致子宫藏泻失常。引起冲

任损伤的病因，常见血热、血瘀、脾虚、肾虚。本病的治疗，根据缓急轻重，采取"急则治其标，缓则治其本"的原则，灵活运用"塞流""澄源""复旧"三法，根据临床分型予以治疗。结合西医学所称，此类子宫出血，系内分泌失调所引起的子宫异常出血，不是器质性病变所致，故称"功能失调性子宫出血"，简称"功血"。以下分述临床治验。

[临床验案]

案例一

洪某，女，16岁，学生，2015年8月12日初诊。主诉：月经淋漓不断半年。现病史：患者13岁月经初潮，经期3~4天，周期28天。半年前出现月经淋漓不断，每次持续半月余。色深红，质稠。曾于当地医院诊断为"无排卵型功能失调性子宫出血"，治疗无明显效果，来此诊治。现症见渴喜冷饮，头晕面赤，颜面痤疮，舌红苔黄，脉滑数。

辨证：血热妄行，冲任失调。

治法：清热凉血，固冲止血。

方药：黄连解毒汤加减。

生地黄20g，黄芩10g，丹皮10g，黄柏10g，黄连4g，茅根30g，炒地榆10g，炒栀子10g，炒蒲黄10g，金银花20g，连翘15g，蒲公英30g，甘草5g，茜草10g，丹参15g，水煎服。另冲三七粉4g，10剂连服。

二诊（8月23日）：服上药后出血明显减少，色红诸症皆减轻，颜面痤疮仍在。舌质红，苔黄，脉弦滑，效不更方，继服10剂。

三诊（9月5日）：服药后，出血已止，诸症大减，舌质红，苔薄黄，脉弦滑。治宜清热凉血调经。

生地黄 20g，黄芩 10g，黄柏 6g，黄连 4g，栀子 10g，白术 15g，山药 15g，香附 10g，茜草 10g，甘草 5g，20 剂。水煎服，日 1 剂，分早晚 2 次服。

四诊（10 月 10 日）：药后颜面痤疮明显减轻，余症皆无。月经于 9 月 30 日来潮，至今又淋漓不断，量少，色淡红，腰酸。舌淡红，脉弦细。治拟益肾养血，固冲调经。

鹿角胶 4g（烊化），熟地黄 20g，白芍 10g，山茱萸 10g，黄芪 30g，白术 15g，丹参 15g，鸡血藤 15g，升麻 6g，龙骨 30g，牡蛎 30g，当归 10g，甘草 5g。10 剂，水煎服，日 1 剂，分早晚 2 次服。

五诊（10 月 15 日）：阴道出血已止，继以上方加减治之。

黄芪 15g，熟地黄 15g，山药 15g，枸杞子 10g，山茱萸 10g，五味子 6g，龙骨 20g，牡蛎 20g，白术 10g，当归 10g，白芍 10g，甘草 5g。30 剂，7 天服 5 剂，以观后效。

5 个月后随访，月经正常。

按：崩漏一症，起于肝失疏泄，木气失于条达，致遏郁化火，则血不和，火发为怒，则血横决，吐衄、错经，诸证作焉。本患者青春 16 岁，月经淋漓不断，初起为血热妄行，以清热凉血之治，血止后继以清其热，后又反复，乃脾虚不摄、肾气不足之象。因崩漏半年，久病既虚损，宜益肾健脾调经，黄芪、白术、升麻补气升提，龙骨、牡蛎固冲止血，枸杞子、山茱萸、鹿角胶滋阴助阳，阴平阳秘，火不亢，水不亏，实践验之屡治屡效。

案例二

李某，女，42岁，2004年2月10日初诊。主诉月经淋漓不断3个月余。现病史：患者已婚，曾1次妊娠因服用药物而行人工流产。13岁月经初潮，经期5天，周期20～25天。末次月经2003年11月26日，至今未止，血量不多，色暗有血块，偶见小腹刺痛、腰酸痛、舌质暗、脉沉涩。

辨证：瘀血阻络，迫血妄行。

治法：活血化瘀，止血调经。

方药：逐瘀止血汤加减。

生地黄15g，炒大黄6g，赤芍10g，丹皮10g，丹参15g，当归10g，桃仁10g，红花10g，山茱萸15g，熟地黄20g，黄芪30g，龙骨20g，牡蛎20g，甘草5g。水煎服，7剂，日二次。

二诊（2月18日）：服上方后，阴道出血量减少，色偏暗，血块已少，小腹刺痛已无，近日大便不成形，舌脉同前，上方去大黄、当归，加山药30g，继服7剂。

三诊（2月26日）：药后，阴道出血已无，诸症均减，大便已成形。舌质淡、脉沉细。治拟养血调经兼活血。方药如下：

当归10g，赤芍10g，白芍15g，川芎10g，熟地黄20g，砂仁6g（后下），党参10g，茯苓20g，白术15g，甘草5g，香附15g，丹参15g，山茱萸15g，女贞子10g，旱莲草30g。15剂，水煎服，日二次。

四诊（3月15日）：服上药后，于3月9日月经来潮。行经5天，余症已无。舌质红，脉弦细。治宜益肾养血调经，方药如下：

熟地黄15g，砂仁6g（后下），当归10g，山药20g，山茱萸

15g, 菟丝子 10g, 枸杞子 10g, 女贞子 10g, 丹参 15g, 红花 8g, 仙茅 10g, 赤芍 10g, 白芍 10g, 甘草 5g, 紫河车 5g (为末冲服)。10 剂, 水煎服, 7 天服 5 剂, 每剂分早晚 2 次服。

按: 本案分析, 症为瘀血内阻而致崩漏。对此不可一见出血不止即用大剂炭类止血之药。而是要用活血化瘀之法, 正如傅青主所谓"治法须行血以祛瘀, 活血以止痛, 则血自止而愈"。方取逐瘀止血汤加减。如方中地黄、当归、赤芍养血活血, 桃仁、大黄、丹皮活血祛瘀, 红花、甘草加强化瘀之力, 山茱萸、熟地黄益肾固冲, 黄芪甘温益气健脾, 使活血不伤正, 待血止后, 再以养血活血调经之法治之以防留瘀。

第二节　带下病

带下是指妇女阴道内流出的一种黏稠液体, 如涕如唾, 绵绵不断, 通常称"白带"。带下病是以带下量明显增多, 色、质、气味发生异常, 或伴全身、局部症状为主要表现的疾病的统称。临床可分虚实两种证型, 以下辨治白带、黄带。

一、脾肾两虚

以虚见症, 即带下色白、量多、质稀, 绵绵不断, 面色白, 小腹冷感, 四肢不温, 腰痛如折, 小便频数, 大便溏, 舌淡苔薄白, 脉沉迟。此为脾气虚弱, 不能运化水湿, 肾阳虚, 阳虚则内寒, 不能上温脾阳; 肾司二便, 肾阳虚则小便数、大便溏, 舌淡、脉沉迟等。

治法: 健脾益气、升阳, 温肾培元固涩。

方药：完带汤合右归丸加减。

[临床验案]

刘某，女，44岁，2003年3月4日初诊。患者平时月经量多，色淡，腹平软有微痛，喜按喜暖，腰酸痛。月经过后，继而带下甚多，质清色淡，头昏耳鸣，肢软，苔薄白腻，脉濡细。此为脾肾两虚。

治法：温补脾肾。

方药：炒白术10g，山药15g，人参10g，柴胡10g，杜仲10g，川断10g，仙茅10g，菟丝子10g，肉桂6g，扁豆30g，砂仁6g（后下），陈皮15g，车前子20g，芡实20g，萆薢10g，甘草5g。水煎服，15剂，7天服5剂，每剂分早晚2次服。

二诊（3月26日）：经服上药饮食增加，便溏减，腰不痛。白带明显减少，此药证适应，再以原方加减续治。

太子参10g，熟地黄20g，白术15g，黄芪30g，杜仲10g，川断10g，菟丝子10g，山茱萸10g，鹿角胶6g，柴胡6g，甘草5g。继服15剂，7天服5剂，每剂分早晚2次服。

三诊（4月20日）：患者诉白带渐少，不觉头晕耳鸣。腰感舒适，二便正常，舌微红，苔薄，脉细，为病渐向愈。改服八珍丸1个月，每日早晚各服一次，并适当增加营养，注意休息。

二、湿毒带下

主要证候为带下黄赤相夹，量或多或少，色黄绿如脓，或浑浊如米泔，有秽臭气，阴部瘙痒时而难忍，或小腹痛，小便短赤，口苦咽干，舌质红，苔黄腻，脉数或滑数。

治法：清泻肝胆，排毒利湿。

方药：龙胆泻肝汤合黄连解毒汤加减。

[临床验案]

朱某，女，32岁，2005年7月2日初诊。患者素体肥胖，主诉平素带下不断，近期加重，带下黄赤、黏稠、有臭气，阴部瘙痒，不时奇痒难忍，小腹坠痛，于5月14日经西医诊为霉菌性阴道炎，经治疗不见好转，故来求诊。小便赤，大便2~3日一行，伴有低热，舌质暗红，苔黄而腻，脉弦数或滑。

治法：清热解毒，利湿通便。

方药：龙胆泻肝汤合黄连解毒汤加金银花、连翘等。（另配外洗方）

龙胆草10g，黄芩10g，柴胡10g，栀子10g，黄连8g，大黄10g，丹皮5g，金银花20g，连翘20g，木通10g，滑石30g，车前子30g，甘草5g。10剂，每日1剂连服。

为提高疗效，配合外熏洗法：将大蒜1个捣烂，加水熏洗内外阴后，用食用油或麻油调萸芷枯矾粉（吴茱萸10g，白芷15g，枯矾15g，共研极细粉）涂于阴部。

二诊（7月13日）：经服上药，诸症日渐好转，大便日行一次，腹痛低热基本消失，口苦口干减轻，带下有块状，舌不暗，苔薄，脉弦。予以上方加减。由于热去湿毒减，腑通畅，故减去清热之品，加化瘀之味。上方去大黄、黄连、金银花、连翘、木通、滑石，加黄芪20g，桂枝10g，当归10g，香附20g，莪术10g，三棱10g，红花10g。40剂，每日1剂。7天服5剂，每剂分早晚2次服。另服八味化瘀胶囊，早晚饭前各服8粒，每日如此。

三诊（9月10日）：患者体重较服药前减2.5kg，白带减少，腹平软，月经量少，经期较前增加 2 天，血块消失，舌红苔薄，脉弦细。

为进一步巩固疗效，减去中药汤剂，服八味化瘀胶囊每日 1 次，每次 10 粒，继服 2 个月，以观后效。待半年后随访，一切健康如常，白带时而微量。

按： 带下病的成因，多由湿所致，当以辨虚实为重。湿可由外侵，也可从内生，脾虚生湿，内蕴湿热，湿毒损伤冲任，津液下夺为带下病。

西医学所谓的炎症，如妇科的慢性盆腔炎、子宫附件炎等，中医辨证多属血瘀，血瘀而气滞，唯活血化瘀，通络调气，其治加莪术、三棱、红花、香附，本例患者使用八味化瘀胶囊其效果令人满意。实践证明，本患者系湿热而致带下，予以清热解毒以治标，化瘀以治本，每服著效。

第三节　妊娠病

妇女在妊娠期间发生的与妊娠有关的疾病，称为妊娠病，也称"胎前病"。

妊娠古称"妊子"，如《素问·平人气象论》曰："妇人手少阴脉动甚者，妊子也。"妊娠病可影响孕妇的健康和胎儿的正常发育，甚至导致堕胎小产。古人对孕妇摄生颇为重视，古书中就有"妇人妊子……目不视邪色，耳不听淫声，夜则令瞽诵诗，道正事"。此说明妇人怀孕，母亲的精神心理变化均可影响胎儿。主张母亲提高素养来感化胎儿，这就是胎教学说的萌芽。以下分述各妊娠病。

一、妊娠恶阻

妇女孕后出现恶阻，病因病机主要是孕后血聚养胎，冲脉之气较盛，其气上逆，胃失和降。临床有胃虚肝热、痰滞之不同表现。现举一例常见的脾胃虚弱所致妊娠恶阻之呕吐频作，辨治于下：

[临床验案]

王某，女，28 岁，护士。2018 年 11 月 16 日初诊。素体不健，末次月经 2018 年 10 月 5 日。11 月 16 日症见呕吐频作不能自止，经查妊娠试验阳性，脘腹胀满，厌闻食气，恶心不食，呕吐清水。全身无力，怠惰思睡，舌淡苔白，脉缓滑无力。

治法：健脾和胃，顺气降逆。

方药：香砂六君子汤加减。

人参 10g，炒白术 15g，姜半夏 15g，竹茹 10g，陈皮 15g，砂仁 8g，苏梗 15g，生姜 5 片。3 剂，日 1 剂，水煎频服。

二诊（11 月 19 日）：药后呕吐稍有减轻，但食纳甚少，精神差，小便少，大便 3 日未行，舌淡，苔微薄黄。原方加柴胡 6g，黄连 3g，吴茱萸 3g，再进 3 剂，日 1 剂，频服。

三诊（11 月 22 日）：症见呕吐减轻，能进食，精神转佳，有大便，小腹隐痛，腰痛，舌脉同前。

方药：北沙参 10g，白术 10g，茯神 10g，山药 15g，川断 10g，菟丝子 10g，桑寄生 10g，砂仁 5g，黄芩 6g，阿胶 10g（烊化），甘草 5g。继服 5 剂，7 天服。

四诊（12 月 29 日）：诸症均减轻，呕吐消失，饮食增进，腰腹痛时而又感，二便正常，精神进一步好转，舌淡红，苔薄，脉较前有力。嘱以停止服药，以食调养。

按：本病患者素体脾胃虚弱，中焦运化失司，孕后气血下注胞宫养胎，冲脉之气，偏盛于上，夹胃气上逆，而致呕吐、纳少、脘满运迟。治当健脾和胃，降逆止呕，安胎。本方以香砂六君子汤去茯苓之渗利（不利安胎），去甘草之甘味（令其中满有碍运化）。

初诊扶正补气，和胃降逆，重用砂仁、半夏、苏梗、陈皮，最宜本例首治主方。二诊呕逆不减，加入黄连、吴茱萸、柴胡微量以辛开苦降，顺其气有利于降逆。三诊予以滋补，有利生化，补肝肾，肾主胞胎。加入阿胶滋阴养胎，使孕育良好。

纵观上述所治，健脾和胃、安胎以治本，止呕助运以治标，共达健脾胃、安胎之效，使运化有司，呕吐自止。

二、滑胎

凡堕胎或小产连续发生 3 次或 3 次以上者，称为滑胎。即西医学中的习惯性流产。治疗的原则应首先辨别流产的病因。可分三个阶段施治，即清理胞宫、种子、安胎。

1. 清理胞宫 由于患者多次流产，机体处于气血亏虚，冲任损伤，血瘀停滞状态，易于再次发生自然流产，因此，应清理瘀血，复原胞宫，补益肾气，为再次受孕打基础，选用《傅青主女科》生化汤加减。当归 10g，川芎 6g，桃仁 10g，益母草 20g，甘草 10g，菟丝子 10g，女贞子 10g，枸杞子 10g，山茱萸 10g。本方中当归、川芎、桃仁、益母草养血活血祛瘀，视以药物清宫之意；女贞子、菟丝子、枸杞子、山茱萸补肾阴，有助于肾阳生发，甘草和中。诸药相伍，可改变子宫内环境使胞宫复旧，此方服用 20 剂，7 天服 5 剂，之后转入下一阶段治疗。

2. 种子 此法治于清理胞宫后，予以益气养血、补肾培本，当选《景岳全书》毓麟珠加减：黄芪 30g，山药 15g，白术 15g，茯苓 10g，甘草 5g，熟地黄 20g，当归 10g，白芍 10g，人参 10g，川芎 6g，菟丝子 10g，仙茅 10g，巴戟天 10g，杜仲 10g，川断 10g，女贞子 10g，五味子 10g，枸杞子 10g，山茱萸 10g，桑寄生 10g，鹿角胶 6g（烊化），香附 10g。方中八珍补气养血，女贞子、五味子、枸杞子、桑寄生、山茱萸滋补肾之元阴，巴戟天、杜仲、川断、仙茅、菟丝子、鹿角胶温补肾中元阳，即阴中求阳、阳中求阴之意，香附助补气而不滞。此期治疗 3~4 个月，在原方的基础上加减，服药 70~90 剂，待停药 1~3 个月，观察身体情况方可受孕。

3. 安胎 此期宜益气养血，固肾安胎。经查妊娠初期，呕吐频作时，即予以二陈汤加减：人参 10g，白术 15g，陈皮 20g，姜半夏 15g，苏梗 20g，砂仁 10g，黄芩 10g，茯神 15g，甘草 5g，杜仲 10g，川断 10g，5 剂连服，每日 1 剂频服之。继而固肾安胎。患者滑胎原因，不外乎气虚肾虚，肾为先天之本，气虚无力载胎，血虚无以养胎，肾虚无以系胎。常用泰山磐石散加减治疗：黄芪 30g，太子参 10g，白术 15g，甘草 5g，熟地黄 15g，当归 6g，白芍 10g，桑寄生 10g，杜仲 10g，川断 10g，菟丝子 10g，黄芩 10g，砂仁 6g，阿胶 12g（烊化）。处方去茯苓易茯神，不致淡渗滑利，去川芎之辛温走窜动血。若有腹痛、冷感、腰痛，加鹿角胶 4g（烊化），5 天 1 次，若症状好转即可减去。加黄芪气血双补，菟丝子、桑寄生强腰膝，固肾安胎。川断、杜仲补肾强筋骨，且能止血，阿胶滋肾阴、养血安胎。黄芩清热安胎，砂仁和胃安胎。每日 1 剂。服药期间定期进行产检，监测胚胎发育情况，若提示胚胎发育正常，继续服药，妊娠 60 天以后，改为每周 2 剂，治疗坚持 90 天，以超过前几次流产中妊娠最大月份后 1 个月为佳。保胎期间注意休息，以室内活动为宜。

[临床验案]

李某，女，31 岁，2018 年 3 月初诊。患者 25 岁结婚。婚后因劳累于妊娠 40 天自然流产，未做清宫。后分别间隔 2 年 3 个月、1 年半、8 个月时怀孕，但均在妊娠 50 天左右自然流产。每次怀孕后均经中医保胎治疗无效。近 2 年因恐再次流产而采取避孕措施。月经正常，经量中等，色暗红夹血块，无痛经，形体偏胖，饮食、二便如常。舌质暗，舌体胖大，脉沉细，曾做染色体检查未见异常，妇科检查无异常。诊断为滑胎。患者屡孕屡堕，瘀阻胞宫，冲任亏损，然补益气血、冲任必首先祛除瘀邪，故先采用一法。

方药：当归 15g，川芎 10g，桃仁 10g，益母草 30g，甘草 5g，菟丝子 15g，女贞子 15g，枸杞子 15g。每日 1 次，水煎服，共服 20 剂。

二诊：以二法益气养血，补肾培元，用毓麟珠加味。

方药：黄芪 30g，太子参 10g，当归 10g，熟地黄 15g，白芍 15g，白术 15g，茯神 15g，巴戟天 10g，菟丝子 10g，桑寄生 10g，川断 10g，杜仲 10g，女贞子 10g，枸杞子 15g，山茱萸 10g，淫羊藿 15g，鹿角胶 10g，香附 6g，陈皮 15g。每月 20 剂，每日或隔日水煎服，早晚各 1 次。

患者治疗 2 个月后怀孕，改用三法治疗，益气养血，固肾安胎。

方药：黄芪 30g，太子参 10g，当归 6g，白芍 15g，熟地黄 20g，白术 15g，茯神 10g，桑寄生 10g，川断 15g，菟丝子 10g，阿胶 15g，黄芩 10g，砂仁 6g。3 个月共服 60 剂。治疗中定期检查，已做孕妇健康档案。提示胚胎发育正常。妊娠过程顺利，于次年足月生产一健康男婴。

三、胎漏、胎动不安

妊娠期间，阴道时有少量出血，时出时止，或淋沥不断，而无腰酸、腹痛下坠者，称为胎漏。若阴道少量出血伴腰酸、腹痛、小腹下坠，称为胎动不安。相当于西医学中的先兆流产。

1. 基本方 黄芪 30g，白术、山药、太子参各 15g，熟地黄、砂仁、白芍、黄芩、当归、川芎各 10g，菟丝子、桑寄生、陈皮、阿胶、杜仲、川断各 15g，苏梗、艾叶各 10g，甘草 6g。根据患者的体质差异与临床表现不同，可随症适当加减。以上诸药共研细末，名为泰山磐石散。每次服 10g，每日 2 次。服药期间采取避孕措施，服此药患者均以 2 个月为宜，2 个月后不再避孕。

2. 临证加减 肾虚型患者治宜补肾安胎，基本方去当归、川芎、黄芩，加炒艾叶 20g，鹿角胶 10g，益智仁 10g。气血虚弱型治宜补气养血、固肾安胎，方用寿元饮加减：黄芪 30g，党参 20g，炒白术 15g，山药 15g，茯神 10g，杜仲、川断、菟丝子、桑寄生、龙眼肉各 15g，阿胶 20g，甘草 5g，连服 15 剂。血热型治宜滋阴清热、养血安胎，方用保阴煎加减：黄芩 15g，黄柏 10g，白芍 15g，熟地黄 10g，女贞子 10g，旱莲草 20g，山药、杜仲、川断、菟丝子各 10g，苎麻根 15g，阿胶 10g，甘草 6g。跌仆伤胎型治宜补气安胎，方用圣愈汤加减：黄芪 30g，山药、杜仲、川断、砂仁、阿胶、白芍各 10g，桑寄生、菟丝子各 15g，如有阴道见红加炒艾叶 20g，甘草 6g。

3. 治疗体会　综观胎漏、胎动不安（先兆流产）的临床特点，为每次妊娠到一定阶段，即出现阴道流血、腰酸痛、腹痛坠等症状，可在短时间内流产，此时的治疗难以奏效，张景岳治疗滑胎提出应"预培其损"，并认为"若待临期恐无及也"。实践验证，对滑胎患者在其孕之前或一旦妊娠即开始服药，确能达到防患于未然之目的。

对本病的防治应从肝、脾、肾三脏着手，选用《景岳全书》泰山磐石散合《医学衷中参西录》寿胎丸为基本方。泰山磐石散重在固气，调气血，健脾胃。因肾系胞胎，肾气不充，胎元不实，乃用杜仲、川断等巩固胎元；气血旺盛，胎得滋养，不致下坠，故用黄芪、太子参、熟地黄补气养血；脾胃为气血生化之源，方中白术、山药、砂仁、甘草、陈皮共达益气健脾安胎之效；寿胎丸重在补肾，菟丝子、桑寄生、阿胶滋肾养血安胎；加鹿角胶以生精血，补元阴元阳不足，使冲任虚损得复，而气怯神疲、腰膝酸软、畏寒肢冷皆能改善。两方合用，补其肾，调和脾胃，则胎元固；肝脾和，土旺木荣，则生生不息；肾气充盛，胎有所系，自无流产之虞，故获得屡治屡验之功效。

[临床验案]

黄某，女，农民，27 岁，2002 年 12 月 6 日初诊。患者末次月经 2002 年 10 月 22 日，近期出现小腹坠胀、疼痛，阴道少量出血。尿妊娠试验阳性。为行保胎治疗前来我处。现症见：腰酸，小腹隐痛，肢倦乏力，舌淡红，苔薄白，脉细滑。诊断为胎动不安。

辨证：肾虚气弱，胎元不固。

方药：熟地黄 10g，山茱萸 10g，阿胶 9g，桑寄生 12g，杜仲 12g，菟丝子 15g，党参 15g，苎麻根 30g。连服 5 剂，阴道出血止，腰酸腹痛亦除。继服 5 剂，以资巩固。至 2003 年 7 月顺产一健康女婴。

第四节　产后病

一、产后便秘

本病属新产三病之一。《素问·灵兰秘典论》云："大肠者，传道之官，变化出焉。"产后津液减耗，润养不足，糟粕壅滞，故大便难下或不通。产后具有多虚、多瘀的特点，由于失血出汗伤津，津液减耗，肠中失润；脾肺之气亦虚，正气不足，升降无力，肺与大肠相表里，大肠传导无力，便结肠中，导致便秘。

[**临床验案**]

刘某，女，32 岁，2010 年 10 月 12 日初诊。产后 20 余天，大便 5~7 日一行，解时艰涩难下。头晕心悸口干，纳可，乏力，舌质淡红、苔薄白，脉涩。

辨证：脾虚津血两亏。

治法：养血润燥，健脾通便。

方药：四物汤合济川煎加减。

当归 10g，熟地黄 20g，砂仁 5g，白芍 10g，肉苁蓉 15g，火麻仁 10g，炒大黄 8g，柏子仁 10g，黄芪 30g，甘草 5g。蜂蜜为引，服药 10 剂，每日 1 剂。

二诊（10月23日）：服上药后大便2日一行，纳可，微有腹胀之感，舌淡红，苔薄白，脉细弱。继上法加减。

方药：当归10g，熟地黄20g，阿胶10g（烊化），黄芪30g，山药10g，肉苁蓉10g，火麻仁10g，知母10g，北沙参20g，麦冬10g，甘草5g，7剂。

三诊（11月2日）：患者来此，诉诸症皆除，大便日一行。不予药疗，以饮食调养以善其后。

按：本案为产后气虚，运化失司，津液不足。"河道无水舟难行"。其治以四物汤养血润燥，黄芪大补气，沙参润肺生津、滋胃、阴而不滞，润肺而不犯寒凉，升提中气之不足，砂仁醒脾，肉苁蓉补肾中之元阴。火麻仁、知母生津润燥通肠，柏子仁养心，炒大黄助通便之功，甘草调和诸药。

二、产后恶露不绝

产后恶露不绝的病因主要是气虚血弱。临床常见以下3种病因：气虚、血热、血瘀。

难产耗伤正气则气更虚，或产后烦乱操劳损伤脾气，脾失统血，冲任不固，失于统摄之权，恶露不绝。血为气母，血去气亦伤，血失濡养则气更虚。气行则血行，气推动血液在血脉中正常运行，气虚无力推动血行而致瘀。或邪乘虚入胞与血相搏则为瘀结，或情志不畅、气机郁结，或宿有瘀积，或胞衣胎膜残留，阻滞冲任以致恶血不去，新血难安，故恶露淋漓不止。

[临床验案]

陈某，女，28岁，2015年9月7日初诊。主诉产后恶露不止2月余。患者素体虚，不时腰膝酸困，倦怠乏力，孕期上述症状亦加重。2015 年 7 月 4 日分娩，产后阴道出血淋漓不断，时多时少，经西医给予抗感染、缩宫、止血等治疗未效。近日出血症情不减，症见阴道出血色紫暗有血块，伴有头晕，神疲乏力，面色萎黄，腰膝酸困，少气懒言，下腹隐痛，纳少，夜来少寐，舌质淡、苔白，脉缓弱。

辅助检查：血常规示血红蛋白 78g/L，红细胞 2.6×10^{12}/L，血小板 120×10^9/L；凝血功能检查正常；B 超示子宫大小 7.0cm× 5.5cm×4.5cm，内部光点分布欠均匀。

诊为产后恶露不绝。

辨证：证属气血亏虚、瘀血内阻。

此乃脾肾不足，气血生化乏源而致。血瘀胞脉亦因气虚血少，脉道不利所致。

治法：活血化瘀为法，佐以益气养血之品，防祛邪伤正。

方药：血府逐瘀汤合补中益气汤加减。

当归 10g，川芎 6g，桃仁 10g，红花 6g，黄芪 30g，白术 15g，甘草 10g，2 剂。水煎服，每日 1 剂，分早晚 2 次服。

二诊（9 月 10 日）：服上药后阴道出血量稍有增加，有血块，色由紫暗转淡红，小腹隐痛减轻。考虑初诊治疗后虽出血不止，但说明血脉已通，亦有药物清宫之意，通因通用，达祛瘀生新、逐瘀排污的目的，继以扶正之品，促进子宫复旧。

方药：益母草 30g，三七粉 3g（水冲服），蒲黄炭 10g，茜草 10g，熟地黄 10g，当归 10g，黄芪 50g，白术 10g，甘草 5g。5 剂，水煎服。

之后未见阴道下血，诸症消失。

第五节 乳病

一、乳房胀痛

乳房不仅是女性最显著的第二性征，也是广义生殖系统中的一个组成部分。如《妇科玉尺》说："妇人之疾，关系最巨者则莫如乳。"故中医认为乳房是"宗筋之所"。冯楚瞻《锦囊秘录》明确指出"妇人之乳，男子之肾（指外肾即睾丸），皆性命之根"是有道理的。国医大师郭诚杰教授经过近 60 年对乳房解剖、生理、病理、疾病的认识以及大量的临床诊疗经验，提出"乳房当为奇恒之腑"。

乳房胀痛的病因病机主要为各种致病因素侵入机体后，引发与乳房相关的脏腑、经络、气血失调，进而导致乳房发生功能上和器质上的病理变化。临床上病因主要与肝脏有关。肝为血室，子宫亦为血室，清代《傅青主女科》对治法和方药有新的认识，认为"血之化乳，又不若气之所化为尤速……乳全赖气之力，以行血而化之也"。现将乳胀与肝的关系及论治分述如下：

1. 疏肝理气 清末唐容川《血证论》："肝属木，木气冲和条达，不致遏郁，则血脉得畅。"肝疏泄不及，气机郁滞，致胸胁乳房胀痛，此法多用于经前或经期乳房胀痛，常胀甚于痛。

[临床验案]

王某，女，28 岁，已婚，农民。经前乳房胀痛 2 个月，每于经前 3~5 天开始，经前 1~2 天加重，经净缓解，胀甚于痛。现经期将至乳胀难忍，甚则不能触衣。舌淡红，苔薄白，脉弦滑。

证属肝气郁结，乳络不通。

治法：疏肝理气，通络止痛。

方药：柴胡 10g，白术 10g，枳壳 10g，郁金 10g，香附 20g，荔枝核 10g，橘叶 10g，路路通 10g，木香 10g，红花 10g，甘草 5g。7 剂，服 3 剂后乳胀消失，经行顺畅。嘱其平时服逍遥丸调之。

2. 清肝解郁 "气有余便是火"，肝郁日久，必从火化，可出现口苦咽干，溲赤便结，头痛目眩，甚至乳房胀痛灼热感，脉络怒张，多发于经前或伴月经先期而至。

[临床验案]

李某，女，28 岁，已婚，农民。经来乳房胀痛已数年，时轻时重，近因情志不遂，经期提前 7 天而至，乳房胀痛，充盈灼热，胁肋满闷，心烦易怒，经量多，色鲜红，质黏稠，舌质红，苔薄黄，脉弦数。证属肝郁化火，乳络阻滞。

治法：清肝解郁，通络止痛。

方药：柴胡 10g，黄芩 10g，丹皮 10g，栀子 10g，赤芍 10g，荔枝核 10g，茯苓 10g，郁金 10g，忍冬藤 10g，7 剂。药后症状减轻，而后每次经来前按原方继服 5 剂，服用 3 个月经周期，共服 15 剂，乳胀消失。

3. 扶土抑木 脾主运化，可以散精于肝，肝得精血濡养，方可疏泄条达。《临证指南医案》云："治肝不应，当取阳明。"肝强脾弱，常出现经前乳胀充盈，伴食少，脘胀，嗳气呕恶，面浮便溏等。

[临床验案]

赵某，女，48 岁，已婚，干部。素有过敏性肠炎病史，每于精神紧张或情志抑郁时加重，近因外出劳动途中劳累，大便稀薄，日行4~5次，现经行2天，乳房胀痛，以痛为主，按之柔软能忍受，伴胸闷呕恶，纳少，面浮，舌质淡红，苔薄白，脉细滑。大便常规（-）。证属肝郁脾虚，乳络阻滞。

治法：扶脾抑肝，通络止痛。

方药：柴胡6g，太子参10g，炒白术10g，茯苓10g，炒白芍10g，山药10g，姜半夏10g，橘核10g，荔枝核10g，鹿角胶6g（烊化），薏苡仁20g，木香10g。7剂，

药后腹泻日行1~2次，仍有乳痛隐隐，继服10剂而愈。

4. 养血柔肝　肝血不足，肝脉失养，虚滞不达，不荣而痛。常表现于经期或经净以后，乳房痛甚于胀，按之柔软，病程较长。

[临床验案]

刘某，女，47岁，已婚，营业员。中期妊娠行引产术后4个月。患者引产后曾因大出血输血400mL，自后每于经将净及经净后乳房胀痛。现经行第5天，乳房胀痛，痛甚于胀且无定点。有时呈放射状疼痛，伴有头晕、心慌、眠差梦多、悲伤欲哭。舌淡，苔薄白，脉虚细。证属气血不足，肝脉失养。

治法：养血柔肝，荣络止痛。

方药：当归10g，炒白术15g，炙黄芪30g，茯神10g，合欢皮10g，橘核10g，荔枝核10g，龙眼肉10g，鸡血藤20g，首乌20g，百合20g。7剂。

另嘱每晚炖赤小豆红枣莲子百合汤加红糖、黑芝麻粉各1匙冲服。待2个月后经行乳痛消失。

5. 温肾暖肝　肾为五脏之根，"五脏之阳非此不能发"。肾

阳不足，或寒邪伤肝，不能温煦肝脉而虚滞不通。常表现为乳房胀痛，痛甚于胀，与经期无明显关系，可因气温变化而诱发。

[临床验案]

吴某，女，30 岁，未婚，职工。每于受寒后乳房胀痛已 5 年，曾多次服中药未效。月经周期 30~40 天，经期 5~6 天，经色淡，质稀量少，腹冷痛，平时衣着厚于他人，手足欠温，易感风寒，不耐久劳。舌质淡，苔薄白，脉沉细。证属肾阳不能温煦肝木，乳络虚寒而痛。拟温肾暖肝，通络止痛。

6. 清心平肝 心主血，肝藏血，阴血暗耗，则心失所养，肝血失涵，肝火偏亢。心为肝之子，子病累及母。心肝二火，最易交炽为病。表现为经前或经期乳房胀痛，常伴有心烦少寐，头晕头痛。

[临床验案]

何某，女，31 岁，已婚，教师。3 个月前因工作变动，情志不遂，继而虚烦不眠，健忘恍惚，悲切不已，经量逐渐减少。本次经来量极少，点滴而下，乳房胀痛，胁肋满闷，眩晕气短，惊悸怔忡，舌尖红，苔薄，脉弦数。

治法：清心平肝，通络止痛。

方药：北沙参 20g，麦冬 10g，当归 10g，炒枣仁 15g，柏子仁 10g，生地黄 10g，丹皮 10g，栀子 10g，橘核 10g，白芍 10g，合欢皮 10g，木通 3g，甘草 3g。7 剂，嘱其平时服安神养心丸，经前 3 天原方继进，连续治疗 3 个月，后症状消失。

7. 滋水涵木 肾阴不足，不能濡养肝木，木失所养，其阳不敛，失于条达舒畅而乳络不通。表现为乳房胀痛柔软，多发于经将净及经净后，常伴有月经后期量少。

[临床验案]

张某，女，46岁，已婚，干部。月经紊乱半年，周期1~2个月，经期4~5天，现经行4天，量少色红，质稠黏，乳房胀痛，胸胁痞闷，口干思饮，午后烘热，虚烦易怒。西医诊为围绝经期综合征。舌质红、苔薄白，脉细弦。证属水不涵木，木气不畅。

治法：滋水涵木，通络止痛。

方药：北沙参20g，麦冬10g，白芍10g，枸杞子10g，生地黄10g，青蒿10g，鳖甲20g（先煎），炒枣仁10g，鸡血藤10g，首乌藤10g，合欢皮10g。7剂。药后症减，原方继服15剂，7天服5剂，病愈。

8. 消癥散结 肝郁则气滞，积久成癥，致使乳络被阻而痛。表现为经前或经期乳房胀痛，甚则牵及胁肋、腋下淋巴结。触之常成片粒粒或结块累累。可伴月经后期量少。

[临床验案]

洪某，女，33岁，已婚，经商。经前乳房胀痛已半年，一直口服逍遥丸未效。近2个月胀痛加重，现经期将至，双乳胀痛难忍，甚则行走稍急或坐车颠簸则痛彻胸膺。口干咽痛，情绪急躁，发泄为快，经西医检查示双侧乳腺小叶重度增生，舌质淡红，苔薄白，脉弦涩。证属瘀滞内结，乳络不通。

治法：化瘀散结，通络止痛。

方药：柴胡10g，当归10g，红花10g，香附20g，王不留行20g，通草20g，皂角刺10g，漏芦15g，川贝10g，路路通10g，陈皮10g，穿山甲（用代用品）5g（为末冲服）。嘱其每次月经前7天开始原方连服7剂，继服自制八味化瘀胶囊每次8粒，每日早晚各一次。

5 个月后，症状消失，一切如常。

二、产后缺乳

产后缺乳，即产后 2~3 天延至 10 天，乳汁不充，甚至全无，乳房无胀感而柔软，乳汁清稀。伴有恶露不绝，动则汗出，舌淡或胖，苔薄白，脉细弱，此为气血双亏，血亏乳亦少，故有"经乳同源"之说。以下简述验方二则及其临床验案。

[验方]

1. 猪蹄汤　八珍汤加黄芪、漏芦、陈皮、木通或天花粉，猪蹄一对取汁煎药。

2. 猪蹄通草汤加减　当归、黄芪、穿山甲（用代用品）、通草、王不留行、路路通、巴戟天、菟丝子、鹿角胶、海马、海龙等，猪蹄一对取汁煎药。

产后多瘀、多虚，应视虚瘀的轻重选方用药。

[临床验案]

李某，女，32 岁。素体不健，产后 5 天，恶露时多时少，纳少，乳房不胀，乳汁少，伴有腰痛，腹痛，舌淡脉细。证属气血虚弱型。

治法：补气养血增液，佐以通乳。

方药：自拟猪蹄通草海马汤。

黄芪 100g，当归 10g，穿山甲（用代用品）10g，王不留行 10g，通草 10g，路路通 10g，海马 3g，海龙 2 条，猪蹄一对煮水煎药，1 剂。服药当夜即觉乳胀，乳汁渐增，加之补充营养，从而乳汁日渐增多。

本方是在《傅青主女科》治疗产后气血两虚、乳汁不下专用方的基础上，根据临床实践总结的，加用海龙、海马可增加乳汁量。

缺乳的另一种情况在于有些产妇因早期乳不胀，而自行中断或减少哺乳次数，更能造成缺乳。乳汁的产生与调节是一个复杂的问题，《实用产科学》指出：哺乳开始后，覆盖腺泡的上皮细胞即含许多空泡。如不哺乳，立即出现复旧现象，腺体塌陷、消失，结缔组织重新占优势，只有不断排空乳房，才是维持乳汁分泌的重要条件。此即旧的不去、新的不生之意。

第六节　其他

一、小柴胡汤加减用于治疗妇科疾病

柴胡味甘，性平、微寒，具散邪治疟、疏肝升阳举陷诸功，为散邪和解少阳、行滞气、疏肝胆之药，为妇科之要药。

小柴胡汤最早见于《伤寒论》，为治疗少阳病的良方，主治少阳病寒热往来、胸胁苦满、心烦喜呕、默默不饮食、口苦、咽干、目眩之症。

小柴胡汤由柴胡、黄芩、人参、半夏、甘草、生姜、大枣等七味药组成，具有和解少阳、调畅气机、调和肝脾、调和气血的功效。使用小柴胡汤应注意以下几点：一是本方主要作用在于柴胡必重用，清代陈修园《时方妙用》方中柴胡一味，少用四钱，多用八钱，其剂量大于人参、甘草一倍以上为宜；二是应用要抓住柴胡汤证的主证、主脉，但见一证便是，不必悉具；三是本方证或然证较多，当在辨明主证、主脉的基础上随证灵活加减，现将用于妇科病治疗的五则验案简述于下。

案例一（月经不调）

张某，女，25岁，未婚，1992年9月10日初诊。患者14岁初潮，经期尚准，一年前因失恋情志抑郁。后月经失调，2~3个月一至。近又闭经2个月，现感胸闷不舒、烦躁易怒、食少、失眠、口苦咽干、头痛、大便秘结，舌红、少苔、边尖有瘀点，脉沉弦。证属心肝火旺，瘀血阻滞胞宫。

治法：清火养血、化瘀调经。

方药：柴胡10g，黄芩10g，麦冬10g，生地黄20g，龙骨30g，牡蛎30g，桃仁10g，红花10g，大黄10g（醋炒），茯神10g，远志10g，朱砂2g为末（冲服）。服药10剂后经水通，神经精神症状减轻。

按：本例患者闭经精神烦躁，因受精神刺激，致心肝火旺，瘀血阻滞胞宫，月经愆期。心主血、肝藏血，瘀血阻于胞宫，则冲任之脉血气不通，上逆扰乱心神，则心神不宁，故烦躁暴怒。此用小柴胡加龙骨牡蛎汤、桃核承气汤化裁，清心泻肝、活血通经，镇惊安神而取效。

案例二（妊娠发热）

孙某，女，27岁，1994年6月4日初诊。患者妊娠3个月，自未孕前开始低热，持续在37.8℃左右。怀孕后热度增高，尤以午后为甚，有时高达38℃左右，并见心烦不安、手心发热、头痛耳鸣、口干咽燥、眠差、小便短黄，舌红苔白、脉细数滑，证属阴虚内热。

治法：滋阴清热。

方药：柴胡10g，黄芩15g，麦冬10g，生地黄10g，太子参

10g，甘草 5g，龙骨 30g，牡蛎 30g，玄参 10g，茯神 10g，青蒿 15g。服 15 剂，热退心宁，诸症俱愈。

按：本例患者孕前即有发热，妊娠后持续发热 3 个月不退。久热伤阴，加之妊娠后血聚养胎，阴血更显不足，以致心火偏亢，神明不安，此乃"子烦"证，为阴虚内热所致，予以小柴胡汤重用黄芩清阴热，用茯神更助安胎，亦缓"子烦"之证，诸药相伍，必收显效。

案例三（产褥期神志不清）

杨某，女，29 岁，2008 年 6 月 27 日初诊。产后半月，恶露已净，因精神受刺激，突然昏仆，经治神志转清，但心神不宁，时有谵语，小便黄赤，大便干结。舌红苔根黄腻，脉细，此为冲任虚弱，痰火蒙窍。

治法：清心涤痰，养血益冲任。

方药：柴胡 9g，黄连 5g，黄芩 10g，生地黄 15g，菖蒲 10g，郁金 10g，远志 10g，茯神 10g，龙骨 30g，牡蛎 30g，黄芪 30g，姜半夏 10g，甘草 5g。服药 10 剂，神志转清。

按：产后气血双亏，冲任亏损，肾水亦不足。心火独亢，火挟痰浊上扰，致使心神不宁。今用菖蒲、远志、茯神、郁金、黄连、半夏、黄芪，补气养神，养心，除湿，使真阴得补，痰火得除而愈。

案例四（更年期眩晕）

黄某，女，46 岁，2012 年 8 月 23 日初诊。患者近 3 年来自觉眩晕频发，潮热汗出、心烦、胸闷、气短、失眠、口苦咽干、便秘、四肢发麻、月经稀少，舌红苔薄，脉细弦，证属肝肾阴虚，心气不足。

治法：滋补肝肾，补益心气。

方药：柴胡 10g，旱莲草 10g，女贞子 10g，黄芩 10g，龙骨 30g，太子参 10g，甘草 5g，茯苓 12g，浮小麦 30g，大枣 5 枚，生地黄 20g，丹参 15g。服 30 剂，诸症显著好转，每夜睡眠达 6 小时以上。

按：《素问·上古天真论》曰："女子……七七任脉虚，太冲脉衰少，天癸竭。"妇女至更年期，肾元已衰，阴阳失调，故出现神经精神症状。治疗用柴胡加龙骨牡蛎汤合二至及生地黄、大枣、浮小麦滋补肝肾，育阴潜阳，补益心气，标本同治，收效平稳。

案例五（乳房胀痛）

聂某，女，40 岁，2018 年 6 月 13 日初诊。患者乳腺增生，睡眠不安，心烦梦多，月经提前或推迟一周，伴乳房胀痛。末次月经 5 月 21 日，午后胃胀痛，苔白略厚，脉缓。

治法：疏肝理气，化痰散结。

方药：柴胡 10g，黄芩 10g，半夏 15g，陈皮 15g，茯苓 20g，枳实 20g，吴茱萸 6g，乌贼骨 15g，延胡索 10g，当归 10g，川芎 10g，苏木 10g，郁金 10g，川楝子 10g，片姜黄 10g，炒栀子 10g，淡豆豉 10g，炒枣仁 20g，橘核 10g，龙骨 30g，牡蛎 30g，泽泻 10g，黄连 8g。15 剂，水煎服。自制八味化瘀胶囊一日 2 次，一次 8 粒。

二诊（6 月 27 日）：患者睡眠明显好转，末次月经 6 月 20 日。经前腰腹痛、乳胀减轻，月经 4 日净，胃痛、胃胀，无反酸，苔中根白略厚，脉缓。上方加杜仲 20g，续断 10g，刘寄奴 20g，徐长卿 20g，巩固疗效。

按：足厥阴肝经之经络过乳房，乳腺增生大多由肝气郁结、气滞生痰互结而成。本案以小柴胡汤疏肝理气，以温胆汤化痰散结。当归、川芎、苏木行气活血，兼顾乳腺增生之主要矛盾，为方剂之主体，加郁金、橘核、川楝子助小柴胡汤疏肝理气，加黄连、酸枣仁、龙骨、牡蛎清心安神，针对患者睡眠不安，因其午后胃胀痛，故加吴茱萸、乌贼骨、延胡索和胃制酸止痛。乳腺增生属于乳房占位性疾病，消除乳房肿块大多需要较长时间，故改善症状就成为临床之首务，嘱以八味化瘀胶囊长期坚持服用，以观后效。

[体会]

本节妇女五期病症的产生与心、肝、肾、脾、乳生理互为关联。心主神明，肝藏血，肾主胎元，脾为生痰之源，为冲任之本，且肝肾相火、宫乳同源，皆为本虚标实之临床表现。

运用柴胡类方必以枢机不利为基本病机，少阳枢机不利，每易生湿成痰，甚至化生湿热痰火，故用小柴胡汤疏调气机。"百病生于气"，因此气机调畅是治疗疾病的基本要求。

二、桂枝茯苓丸合八味化瘀胶囊用于妇科病治验

桂枝茯苓丸最早出自张仲景《金匮要略》，是活血化瘀、消瘀散积的名方，由桂枝、茯苓、丹皮、桃仁、芍药五味组成。

桂枝茯苓丸除了用于内科癥瘕积聚的治疗外，对于妇科常见由瘀血所致的子宫肌瘤、盆腔炎、卵巢囊肿、月经不调、不孕症、异位妊娠、乳腺小叶增生等诸多疾病，均有广泛应用。现将验案选列如下：

案例一（不孕症）

李某，女，27 岁，2000 年 2 月 3 日就诊。患者曾异位妊娠 1 次，导致左侧输卵管切除，且右侧输卵管不畅，后 2 年未孕。症见：下腹疼痛，白带量多，色白质稀，月经量少、色暗，体胖，舌质淡红、苔薄，脉细，证属宫内瘀阻，冲任失调。

方药：桂枝茯苓丸加减。

桂枝 10g，茯苓 15g，赤芍 10g，丹皮 10g，桃仁 10g，天仙藤 10g，忍冬藤 10g，鸡血藤 20g，夜交藤 10g，三棱 10g，莪术 10g，皂角刺 10g，路路通 10g，薏苡仁 20g，败酱草 20g，金银花 20g，延胡索 10g，没药 10g，苍术 10g，黄柏 10g。7 天服 5 剂。服药期间无任何不适。守原方调理 30 剂。

患者于 2000 年 4 月 2 日再行输卵管造影复查，输卵管已畅通，7 月 4 日尿妊娠试验（+）。

按：本例不孕症患者的病因病机多是湿邪犯宫，气滞血瘀，经脉不通，故用桂枝茯苓丸温化经络，活血化瘀；加"四藤"消癥，疏通输卵管；加入三棱、莪术、延胡索、没药，加强活血止痛效果；皂角刺、路路通疏通输卵管；金银花、败酱草清化湿邪解毒。

案例二（卵巢囊肿）

张某，女，29 岁，2011 年 7 月 15 日初诊。患者曾流产 1 次，乳腺超声示乳腺增生。卵巢超声示卵巢囊肿。刻下：月经不调，双乳胀痛，烦躁，舌苔薄白，舌质红，脉细。证属流产后体虚致邪气内侵，下焦气血阻滞，冲任不调。选用桂枝茯苓丸为基本方加味。

方药：桂枝 10g，茯苓 15g，桃仁 10g，赤芍 10g，丹皮 10g，

延胡索 10g，川贝 10g，川楝子 10g，夏枯草 15g，柴胡 10g，枳实 10g，佛手 10g，郁金 10g，青皮 10g，当归 10g，川芎 10g，甘草 5g。服药 20 剂，7 天服 5 剂，每剂分早晚 2 次服。另服自制八味化瘀胶囊，一次 8 粒，日 2 次，早晚餐前服用。

月余之后停服中药，继服八味化瘀胶囊 3 个月，经 B 超复查双侧卵巢未见异常。

按：本案患者之卵巢囊肿是邪毒侵犯卵巢，导致卵巢内气血运行不畅，津凝成痰，气血痰瘀互结所致。由于患者乳胀痛，存在肝气郁结，应加用疏肝理气之品，加八味化瘀胶囊化瘀通络。本方夏枯草、贝母可加强活血散瘀作用，共达祛湿化瘀之功。

案例三（子宫肌瘤）

王某，女，40 岁，2011 年 6 月 20 日初诊。腹痛，月经量多，伴有血块。B 超示双侧卵巢正常，子宫肌瘤（肌壁肌瘤 22mm× 19mm×21mm，靠近内膜）。选用桂枝茯苓丸合八味化瘀胶囊加减治之。

方药：桂枝 10g，茯苓 10g，赤芍 10g，桃仁 10g，三棱 10g，莪术 10g，鳖甲 20g，牡蛎 30g，当归 10g，川芎 10g，红花 8g，甘草 5g。30 剂。水煎服，两天 1 剂，每晚一煎服下，次日早上二煎服下。另服八味化瘀胶囊，一次 10 粒，一日 1 次，连服 4 个月后，月经基本正常，复查 B 超示子宫无增大，肌瘤消失。

按：子宫肌瘤属中医中的"癥瘕"范畴，多因情志内伤，气血不调，瘀血内停，久之发展为癥瘕。桂枝茯苓丸加味具有温通经脉、行气活血化瘀之功，加八味化瘀胶囊化瘀散结。八味化瘀胶囊由䗪虫、水蛭、虻虫、蛴螬、三七、干漆、大黄、桃仁等组成，系《金匮要略》大黄䗪虫丸加减。

第二章　内科杂病

第一节　辨识证候建立诊断疾病标准

辨证论治是中医临床的核心和灵魂，是中医识病治病最锐利的武器，是任何一类医学都难以做到的。中医难学，难就难在辨证上，中医的玄妙莫测在于此，中医的特色和优势、中医之所以长盛不衰也在于此。深刻地认识中医的辨证过程，是一个极其复杂的理论思维过程，它是对一个疾病本质性、必然性、规律性的认识，如果不经过细致地辨证思维，要想把握真理是不可能的。

四诊是感性认识阶段，只是对疾病局部本质的认识，而辨证是理性认识，只有经过"八纲辨证""脏腑辨证""三焦辨证""六经辨证""卫气营血辨证"，才能认识疾病本质，这才是从感性认识上升到理性认识的过程。有人认为中医理论不科学，这种说法是错误的，一个真正热爱中医的人应以"四大经典"为法宝。辨证是治病的根本，是用药的指南，用药不在医家之喜恶，而在于审证之明确，有是证，用是药，用之得当则药到病除，用之不当则变化莫测，这就是名医之所以能手到病除、妙手回春的关键所在。

　　不懂辨证的医生，不能理解治病求本、治未病、既病防变，更不懂同病异治、异病同治的道理。古人云："今病有内同而外异，亦有内异而外同，故五脏六腑之盈虚，血脉荣卫之通塞，故非耳目之所察。"是说在临床上患者所表现的证候，不能单凭耳目观察而确立病因病机。为了全面地认识疾病、了解病情，一定要结合"四诊"，从错综复杂的症状中找出主要的致病因素，获得"纤毫勿失"。

　　具体到临床实践，进一步地把握病情及其转归与合并症，疾病所表现的异病同证和同病异证，细致分析某一疾病的证候所构成的变化及其相关的影响因素，如"中风病"中经络与中脏腑的临床表现，通常是不难分辨的，但患者常常同时存在中经络的主证及中脏腑的特征，此时结合现代科学仪器检查尤为必要。风、火（热）、痰、血瘀、气虚、阴虚阳亢，为中风常见的六个基本病候，其中的痰、瘀二证，几乎贯穿整个病程，为中风的主要病机。根据临床所表现的证候，结合患者体质类型、地域环境、气候季节等综合诊断，细致分析，依据有力，标准明确。

　　如西医学常见"胃炎"一病，用中医学来辨识临床所体现的证候，如脾胃湿热型，湿浊中阻兼脾胃气虚型，脾胃气虚和脾胃虚寒型，肝郁气滞和肝胃郁热型，其中的湿、热、寒、滞为致病的主要因素。脾胃的证候鉴别，《内经》云"胃主受纳""脾主运化"，一旦消化有碍，首先认清属受纳失常还是运化异常，进一步看性质、病程年龄，分"阴土""阳土"的质变与量变的关系。结合实验室指标，综合归纳，最终落实依据做出诊断。

　　西医"流行性出血热"一病，中医学认为属"瘟疫"的范畴，《素问·刺法论》中说："五疫之至，皆相染易，无问大小，病状相似。"是说本病证候一致，属同一病因，通过临床观察，因体质的差异所表现的证候不一，标准有别，在此体现同病异治。叶天士说："大凡看法，卫之后方言气，营之后方言血。"这是温病的演变规律，临床表现如热壅肠腑症见呕吐频作，口干渴，呃逆，甚则呕吐暗红色胃液，脘痞、腹胀痛拒按，大便不硬，小便短赤，舌红苔黄，脉沉数。此为热邪壅聚胃肠之腑，浊气不降，腑气不通，虽大便不硬，《伤寒论》有"大便不硬者不可攻之禁"。本条突出可攻下的证候与依据。后世医家亦有"下不厌迟"之说，对此灵活治之，急下阳明以存阴，通泻肠腑荡涤邪热，使邪热从二便排出，从而体现《素问·四气调神大论》之道理："圣人不治已病治未病，不治已乱治未乱，譬犹渴而穿井，斗而铸锥，不亦晚乎!"

如一高龄患者，由于年高体弱，临床症见食欲甚少，腹冷痛，下肢凉，下利日久，小便频数夜尤甚，头昏耳鸣，时有鼻衄，口干不欲饮，面浮红，午后重，舌光红，脉虚细。此为肾中元阴元阳俱衰，真阴耗损，虚阳浮越。病由证候与舌脉已构成"戴阳"的依据与标准，从而确立疾病的治法。

如在临床上不少新产患者症见头昏眼花，汗出动辄尤甚，腹痛阵作拒按，恶露似有似无，舌淡脉虚。本病由证候与舌脉构成产后"虚、瘀"的病理特点。

在临床上，患者所表现的证候与病因病机通过望、闻、问、切综合辨识，建立诊断标准。故曰"观其脉证，知犯何逆，随证治之"。人命至重，有逾千金，医疗实践是一种特殊复杂的脑力劳动。"医之病，病不在思"，应做到"进与病谋，退与心谋"，认真辨识自出机杼。更不能"各成家技，始终顺旧"。不能没有自己的见解，如果拘泥难免套方套药，应灵活对待个体差异，三因制宜，个体化处置，张景岳有言"证随人见"，即所谓"世有刻板之方，人无刻板之病"。《礼记》有言："医不三世，不服其药。"强调的是经验，这经验来自望、闻、问、切诊断技能。

本人从事中医临床工作数十年如一日，甘于寂寞，以传承医理、治病救人为己任，寓医理于临床，其实践之结果尚有一定的局限性，通过实践再学习，心下了了。若能获得同行专家的广泛认可，就心满意足了。

第二节　理气法在治疗中之吾见

《难经》云："气者，人之根本也。"人体正常生理活动均靠气的升、降、出、入运动，一旦气机失调，则导致各种疾病的发生，《黄帝内经》云："百病生于气也。"

笔者在长期临床中，着眼于理气之法，当必慎施寒、热、温、清、升、降、抑、举之法，为使气机畅达平顺，莫贵于通，此乃治病的宗旨。故据前贤的论述，结合临证观察所得，将案例二则，兹述如下。

案例一

王某，男，74 岁。1994 年 5 月初诊。自诉 2 月前因患感冒，至此后纳少，平素胸闷，善太息，胸中空虚感，动则心慌气喘，时自汗出。心电图提示 T 波轻度变化；低电压。诊断为"病毒性心肌炎"，给予西药对症处理证情减轻，1 月后复发，再服西药疗效不明显，故来我处就诊。视其身体羸虚困乏，舌质暗、苔薄白，脉细弱有结代。诊断为心悸，证属气血两虚型。治宜益气养血复脉,自拟黄芪益气复脉散为治。

方药:黄芪 100g,附子 5g,桂枝 10g,五味子 10g,甘草 30g,丹参 20g,白芍 15g,生姜 3 片,另服阿胶(烊化)8g。服 药 3 剂后症状明显好转,原方加减服药 4 剂,复查心电图恢复正 常,半年后随访身体健康。

案例二

赵某,男,41 岁。1994 年 7 月 12 日初诊。患慢性肝炎 2 年 余,症情时轻时重,肝功能反复波动,迭经治疗,迄今未愈,面 尘脱色,纳少腹胀,胁肋胀痛,时叹息,双下肢浮肿,皮色光 亮,舌质红,苔白厚腻,脉弦滑。肝功能检查提示 SGPT(谷丙 转氨酶)210 单位,TTT(麝香草酚浊度试验)24 单位,ZnTT (硫酸锌浊度试验)28 单位,TFT(絮状试验)(+++),HBsAg (乙肝表面抗原)(+)。B 超提示肝硬化伴中度腹腔积液;脾轻度 肿大。叩诊移动性浊音(+)。曾服呋塞米、螺内酯有顷刻之效, 但腹胀依然。辨证属肝郁气滞,气壅水聚,治宜疏肝健脾,降气 行水。

方药:柴胡 15g,枳壳 30g,大黄 10g,木香 20g,川楝子 30g,槟榔 15g,青陈皮各 15g,草果、半夏各 10g。另将甘遂、砂 仁、沉香等量研末装入胶囊,早晚各服 2 粒。

服药 3 剂后,小便量明显增多,24 小时尿量 2700mL,双下 肢浮肿消退,苔白腻。B 超提示肝硬化伴少量腹水。中病即止, 减去甘遂、砂仁、沉香,继服原方 20 余剂,查肝功能基本恢复 至正常,脾脏回缩正常,病情稳定,恢复良好。

[讨论]

本文主要讨论理气之法在临床中的不同应用。同是理气之法，则有补气复脉、降气行水之别，如案例一，方中重用黄芪、炙甘草大补元气，甘缓益气，佐以附子、桂枝温阳复脉，丹参活血化瘀以利气血运行，五味子、阿胶甘润滋补。本方共奏益心气、养心血、振心阳复脉之殊功。

如案例二，肝硬化腹腔积液，《金匮要略》"见肝之病，知肝传脾，当先实脾"。肝的生理特点主升发疏泄，喜条达恶抑郁，主升；脾主运化，喜燥恶湿，主升；胃主受纳，喜润恶燥，主降。临证表明，辨明气机失调与脏腑特性至关重要，若见气滞胀满、水肿，用理气降气行水之法，方能提高疗效，本例体现张景岳"水气本属同类，故治水者当兼理气，盖气化，水自化也"之论。

第三节　中医辨治乙肝的思路与方法

一、第一阶段

急性乙肝病机为正气尚盛，正邪相争，邪气流连，正气受挫。此时 HBV 病毒很容易在脏腑血液中复制，在症状轻微、饮食尚可的情况下，不少患者不以为然，不就医，对生命不慎养，不能有病早治，延误病机，导致病情加重。此期常见以下 3 种类型：

1. **正气尚盛，邪气留恋，时而复发**　症见时有全身倦怠，或稍有口渴，尿黄，舌质偏红，苔薄黄，脉微弦数。此为肝胆失调，治宜清热解毒、疏利肝胆。方药：小柴胡汤合龙胆泻肝汤加减。应注意用药时谨防大量苦寒药败胃，顾护后天脾胃之本。柴胡 15g，黄芩 10g，龙胆草 10g，虎杖 15g，板蓝根 20g，白术 15g，茯苓 15g，白蔻仁 10g，薏苡仁 20g，大黄 8g，茵陈 30g，甘草 5g，生姜 3 片。

2. **肝郁气滞** 症见平时情志抑郁，胸胁或少腹不适，妇女可有乳房胀痛，冲任失调，食后不适，不时嗳气，舌淡红，苔薄白，脉稍弦。证属木旺侮土，治宜疏肝理气、调和脾胃。方药：柴胡疏肝散合小承气汤加减。柴胡 10g，郁金 10g，香附 20g，川楝子 20g，佛手 10g，青皮 10g，木香 10g，甘草 5g。注意疏肝不宜太过，以免耗伤正气。

3. **湿热疫毒，伏邪增进，正气渐衰** 症见身体困乏，头昏而重，纳少，厌油腻，不时泛呕，身目小便微黄，舌淡红，苔薄腻，脉弦数。结合实验室检查，肝功能示血清谷丙转氨酶、胆红素均升高，此为慢性乙肝急性发作，证属肝胆湿热，湿阻中焦。治宜清肝利胆，宣中化湿。方药：龙胆泻肝汤合甘露消毒丹加减。注意祛邪不伤正，扶正不留邪。龙胆草 10g，厚朴 10g，苍术 15g，白术 15g，茯苓 15g，半夏 15g，石菖蒲 10g，白豆蔻 10g，薏苡仁 30g，杏仁 10g，滑石 50g，大黄 10g，茵陈 30g，黄柏 10g，甘草 5g。

二、第二阶段

正气不足，邪气增进。由于感染 HBV 的类型不同，人体免疫反应不同而表现为不同的类型，其治法各异。如"大三阳"，早期偏重于抗病毒，中期加强扶正祛邪；"小三阳"及其他类型，早期偏重于扶正祛邪，中期要扶正、抗病毒并重。

1. **脾胃气虚** 症见素体较虚，消化功能低下，食欲稍差，食后腹胀满不适，易疲倦乏力，肢体较弱，可有自汗，运动或劳累后加重，面色无华，舌淡苔白，脉细弱。《素问·四气调神大论》说："圣人不治已病治未病，不治已乱治未乱。"特别要注意的是，早期做到护肝，防止肝细胞组织变化，所谓肝脾肿大瘀血。治宜健脾益胃，补中益气，解毒化瘀。方药：四君子汤合失笑散加减。党参 15g，白术 15g，茯苓 15g，山药 15g，黄芪 60g，桃仁 10g，砂仁 10g，薏苡仁 20g，金银花 15g，白花蛇舌草 15g，丹参 20g，赤芍 10g，甘草 5g。

2. **肝肾阴虚**　症见头晕目眩耳鸣，腰膝酸软，失眠多梦，夜间时有盗汗，两胁隐痛，喜按，舌质偏红，无苔，脉沉微数，两尺略大。治宜滋养肝肾，方用一贯煎合龟鹿二仙丹加减。枸杞子 15g，麦冬 15g，沙参 30g，熟地黄 15g，当归 10g，山茱萸 10g，白芍 15g，女贞子 15g，龟甲 20g，鳖甲 20g，丹参 20g，知母 15g，黄柏 10g，山药 15g，甘草 5g。

3. **脾肾阳虚**　症见平素畏寒肢冷，腰酸，面色白，精神不振，性欲淡漠，便溏或五更泄泻，舌淡苔白，有齿痕，脉沉细。治宜健脾，温通肾阳。方药：益气补脾丸合右归丸加减。熟地黄 20g，山药 15g，附子 15g，肉桂 10g，黄芪 100g，山茱萸 10g，杜仲 15g，巴戟天 15g，仙茅 5g，淫羊藿 20g，肉苁蓉 10g，鹿角胶（烊化）20g，甘草 5g。

三、第三阶段

本阶段的临床表现为正气衰微，邪气相对亢盛，由于各种因素持续反复损害肝脏组织，而引起肝细胞变性坏死、再生障碍和纤维组织增生等。中医学所谓"鼓胀""单腹胀""癥积"之属。

如《灵枢·水胀》记载的"腹胀身皆大……色苍黄,腹筋起,此其候也",其治法"急则治其标,缓则治其本",遵循"实则阳明,虚则太阴"脉症合参的治则大法。

1. **正气渐衰,伏邪壅盛** 此期患者大都见于早期肝功能异常,尚有代偿功能,临床突出表现为消化不良,胸腹满闷而胀,嗳气不舒,或恶心呕吐,或便溏,体征为肝脾肿大,胸前颈部可见蜘蛛痣、肝掌,面色晦暗,舌淡苔薄,或舌边尖有紫气,脉弦细。治宜扶正祛邪,健脾化瘀。方药:四君子汤加减。党参 15g,白术 15g,茯苓 15g,黄芪 100g,砂仁 10g,山药 15g,丹参 30g,鳖甲 15g,半夏 10g,陈皮 15g,肉桂 10g,甘草 5g。另服大黄䗪虫丸。

2. **正虚、血瘀、邪盛(肝硬化或原发性肝癌)** 此期患者症状甚为严重,为肝功能失代偿期。症见肝脾肿大,大量腹水,腹壁青筋暴露,西医所谓门静脉高压,血浆白蛋白降低,水盐代谢障碍。有少数患者出现脐突,从脐部漏出浅黄色的腹腔积液,时有消化道出血,或见呕血、齿衄等。此时出血后的肝脏缩小,部分患者黄疸明显加深,出现肝性昏迷。由于正气大伤,热毒炽盛,舌淡白或紫暗而干,脉虚弦。治宜标本同治,攻补兼施,结合西医抢救。方药:安宫牛黄丸、紫雪丹、犀角地黄汤。在正气尚存、脉沉可下时,选用舟车丸。

3. **肝肾阴伤,津液枯竭** 症见头昏,耳鸣耳聋,少寐,五心烦热,面红,精神恍惚,声音嘶哑,口干不欲饮,小便少,大便干,大量腹水,舌光红而干,脉微细,两尺尤甚。证属肝肾阳气衰微,不能固守,虚阳上越,肝肾阴伤。治宜引火归原,增补津液。方用参附汤合生脉散加减。高丽参 10g,鹿角胶 10g,五味子

10g，巴戟天 10g，附子 15g，熟地黄 15g，肉桂 15g，麦冬 15g，枸杞子 15g，甘草 5g。生姜、葱少许。

4. 心气衰微，肝胆不泄，肾气欲绝　症见心烦，呼吸粗大急促，黄疸尽染全身，胀气益甚，满腹鼓音，无浊音，无尿，口苦而臭，舌淡苔黄腻，脉微细若有若无（心率 200 次/分）。治宜回阳救绝，结合西医抢救。方药：参附汤加减。

第四节　辨证分型治疗"出血热"

"流行性出血热"是一种自然疫源性传染病，属于中医学"瘟疫"的范畴。中医学虽无"出血热"之病名，但对此证早有论述，如《素问·刺法论》说："五疫之至，皆相染易，无问大小，病状相似。"故本病的发生由疫毒而致。

一、发热期

1. 邪在卫分　症见突然发热，恶寒头痛，腰及全身痛，眼眶痛，而颈、胸前区均充血潮红，舌边尖红，苔薄，脉浮数有力，体温达 40℃以上，一派温邪袭卫的征象。此期热势虽高，然不用任何退热发汗之剂，叶天士虽有"在卫者，汗之可也"的治疗原则，但本病邪毒热盛，易于化燥伤阴，由于"血汗同源，夺血者无汗，存得一分津，便有一分生机"的原则，因此，早期禁汗是本病初起的又一治疗原则。治宜清热解毒，方用银翘散加减：金银花 30g，连翘 20g，丹皮 15g，栀子 15g，生地黄 30g，石膏 30g，黄芩 20g，甘草 10g，白茅根 50g。

歌诀：温邪袭卫银翘芩，早期清热解毒品，凉血佐入白茅根，意在祛邪护真阴。

2. 气营两燔 症见壮热口渴，不恶寒，夜寐不宁，心烦不安，颈胸部散发大小不等的瘀血点，重者呈条索状，舌质红绛，苔黄而燥，齿干唇暗红，脉沉数有力。此期多见于高热盛极，部分患者邪气鸱张，正邪抗争剧烈，所谓有入营动血之势，叶天士云："斑色红者为胃热，紫者为热极。"病势险恶，随时有恶化的危险，即可能出现短时尿闭。应以清热解毒、凉血护阴、导泻为法，方用犀角地黄汤加大黄、芒硝。

歌诀：犀地清营凉血卓，硝黄通腑为泻热，若有出血暂缓顾，主在排毒起沉疴。

3. 热壅肠腑 症见呕吐频繁，口干渴，呃逆，甚则呕出咖啡色胃液，脘痞，腹痛而胀，大便不硬，小便短赤，精神极度不振，舌红，苔黄腻，脉沉数。此由热邪下传，壅聚肠腑，浊气不降，运化功能失调而致胃气上逆。治宜攻下热结，荡涤邪气，通泻肠腑，方用大承气汤加减，重用大黄、芒硝。

歌诀：热结肠腑需早攻，大承气汤力正雄，生地玄参生津液，急下存阴保神明。

《伤寒论》中有"大便不硬者不可攻"之禁，后世医家也有"下不厌迟"之说。我认为本病非伤寒可比，由于热邪结聚，病势危笃，即使尚未形成痞、满、燥、实、坚的燥屎内结，也必须冲破前人的框框，当机立断，采用急症急攻的措施，早用攻下，移其热邪由腑出，借以斩断病邪传变的道路。否则热邪进一步发展，"化燥伤阴"，内侵血分，上攻神明，昏厥、休克、出血之危象接踵而至。故应急下阳明以存阴。

二、低血压期

1. 热厥　症见胸腹灼热，神昏谵语，痉厥抽搐，面色不荣，喘息气促，尿赤便秘，可见各种不同的出血，舌质红绛，苔黄燥，脉沉数。证属热邪过重，灼伤营阴。治拟清热解毒凉血、益气救阴化瘀。方用人参白虎汤、安宫牛黄丸加减。

此期病情甚为凶险，由于感邪过重，瘟毒逆传心包，进一步进入人体血液，导致毛细血管损伤，血浆大量外渗，加之弥散性血管内凝血，而致休克。

2. 寒厥　症见畏寒肢冷，汗出发凉，体温不升，面白唇青，气微神疲，倦卧不渴，血压下降，若有体位改变，随时出现休克，脉沉细数，证属真阴耗损，气随液脱，气阴两伤，功能衰退，治拟回阳救逆，益阴复脉，代表方剂为参附汤合生脉散。《医宗金鉴》云："补先天之气无如人参，补后天之气无如附子，此参附汤所立由也。"

歌诀：脉微肢冷阴阳离，参附回阳治验奇。麦味杞子复阴血，意使阴平阳亦秘。

三、少尿期

1. 膀胱热结，腑气不通　症见二便不通，小腹拘急而痛，心烦不眠，发热口渴，舌红苔黄，脉细数。治拟通结导滞，活血利尿。方用增液承气汤加减：生地 30g，黄柏 20g，枸杞子 20g，大黄 30g，芒硝 20g（冲服），桃仁 20g，山栀子 15g，滑石（包煎）50g，甘草 10g，白茅根 100g。水煎服。

2. 饮邪壅肺　症见胸满喘息，痰涎壅盛，烦躁不安，苔黄微腻，脉弦数。由于肺主肃降，有促进水液代谢、下输膀胱的作用，从而保持小便通利。所以肺主行气，肺为水之上源。由于肺与大肠相表里，借助大黄导泻，有利于行水。治拟葶苈大枣泻肺汤加减，重用大黄，其效甚速。药用葶苈子 20g，茯苓 30g，大黄 20g，水煎服；甘遂、芫花、大戟各 3g，为末冲服，注意体虚者慎用。

3. 邪陷心包，肝风内动 症见尿少，尿闭，头痛，呕吐，鼻衄，神昏谵语，惊厥抽搐，舌绛苔干，脉弦数。此期最为凶险，可见血压升高，心音增强，伴有不同程度出血（大多见于消化道），注意观察神昏之程度，是否有脑部出血及水肿现象。24 小时尿量不超过 500mL，由于尿少尿闭，而致血浆体液大量潴留，造成循环血容量升高。治拟息风镇痛，解毒利尿。方用羚羊钩藤汤加减冲服安宫牛黄丸，可用鼻饲法。药用：羚羊角粉 3g（冲服），生地黄 30g，白芍 30g，茯神 10g，川贝 10g，钩藤 10g，甘草 10g。水煎服。另煎大黄 30g，白茅根 50g，芒硝（冲服）20g，代茶频服。

四、多尿期

1. 肾气不固 症见尿多白浊，余沥不尽，腰膝酸软，口渴多饮，舌淡红，苔少，脉虚。治拟固摄肾气，以复肾脏封藏之职。方用八仙长寿丸合缩泉丸加减治之。

歌诀：八仙长寿固肾气，熟地萸萸麦味益。佐入缩泉能止尿，妙在敛收效更奇。

2. 肺胃阴虚 症见烦渴多饮，尿量频多，口干燥，舌红少苔，脉数。治拟生津滋阴，方用沙参麦冬饮合竹叶石膏汤加减。

歌诀：肺胃阴虚多尿渴，沙参麦冬玉竹酌。玄参杞子复津液，竹叶石膏除烦渴。临床化裁方正符，屡治屡验奇效多。

五、恢复期

此期热邪已尽，邪去正伤，导致气血津液俱虚，五脏失养，元神失守，精神恍惚，部分女性患者意识蒙眬，哭笑无常，六脉虚弱。由于脾胃为后天之本，气血生化之源，因而必须注意培补脾土，由后天养先天，并佐之以敛神镇静之品，方用甘麦大枣汤加减。

歌诀：哭笑无常神无主，甘麦大枣山萸入，龙牡归芍杞子配，敛神养阴元气复。

第五节　"引火归原"法治疗"戴阳"

张某，男，76岁。1986年3月4日初诊。因高热40℃，伴呕吐，便下脓血，经县医院诊为"中毒性菌痢"。住院治疗月余，虽便下脓血次数减少，但饮食日趋减少，精神时而恍惚，面红、头昏而痛，鼻衄，声音嘶哑，口干不欲饮、少寐、下肢逆冷，小便少清、频急，夜尤数。舌淡红而燥，脉微细。血压 70/40mmHg，白细胞 4.5×10^9/L，血红蛋白 6g/L。此属肾阳衰微，不能固守，虚阳上越。治拟引火归原法，用参附汤合生脉散加减：高丽参、鹿角胶、五味子、巴戟天各10克，制附子、熟地黄、肉桂各15克，生姜5片，葱白3根，2剂，水煎频服。

二诊（3月7日）：药后诸症大减，夜间小便次数减至2~3次，舌润，血压升至90/50mmHg。原方减附子5克，加白芍15克，2剂。

三诊（3月9日）：神爽，纳增，便调，诸症悉平，一月后随访，身体健康。

按：本例患者年老体弱，肾气已虚，又下利日久，益耗真阴，此时肾中阴阳皆衰，阳无所依，虚阳浮越，乃至出现面色浮红，头晕耳鸣，下肢发凉，小便频数不禁，舌红脉虚等"戴阳证"表现。值此阴衰阳越之际，如不及时补摄阴阳，引火归原，则阴阳便易离决。故用桂、附纯阳之品，温其真阴而引浮越之阳；人参大补元气，以挽垂危；熟地黄、鹿角胶填精补髓，此为阴中求阳，五味子生津敛阳，以收耗散之气，更用葱白宣通上下，使火有归路，诸药共奏引火归原、理阴阳之效。后恐阴不涵阳，故减附子量，加白芍、甘草，酸甘化阴，至此游离之火自然归于原宅，肾中阴阳趋于平衡。

第六节　治疗慢性充血性心力衰竭经验举隅

慢性充血性心力衰竭的临床症状，与《金匮要略·水气病脉证并治》中的"正水""心水"所描述的症状极为相似，所谓"正水"除浮肿外，尚有"其脉沉迟，外证自喘"；所谓"心水"即"其身重而少气，不得卧，烦而躁，其人阴肿"。从中医病机分析多是心阳虚损，水气不化，侵袭于肺，肺气失宣则喘不得卧，流溢肌肤则周身水肿，上凌于心则心悸，犯于下则阴肿。水困心阳，其阳愈虚。如此恶性循环，则其症愈重。

多年来本人采用中西结合治疗，在用西药针对病因、病理、生理异常进行治疗的同时，应用《金匮要略》中的防己茯苓汤、防己黄芪汤、葶苈大枣泻肺汤加减化裁，辨证施治。心气虚衰、心阳不振致心脉失主，水气不化，水饮凌心犯肺，肺失主气，通调水道失职，是造成本病的主要病机。临床出现心悸、胸闷而喘、浮肿、脉结代等症，重在补心益肺，温阳以补虚；利水除饮，活络以泻实。方中重用黄芪、党参、桂枝补心肺，填宗气，温心阳，畅气血，以复肺之职；又用防己、茯苓、泽泻、泽兰、冬瓜皮等利水除饮，以展心肺之气。若能随证化裁，定收捷效。临床中很多患者用强心、利尿药治疗，对心悸、喘肿、脉结代等症常不易控制，甚则停药即复发，而采用中西药结合治疗，症状很快消除，由此可见《金匮要略》中三方是治疗慢性充血性心力衰竭的良方，现举隅如下。

王某，男，71 岁，农民。1997 年 10 月 5 日初诊。患者因胸闷痛反复发作 20 年，双下肢浮肿且逐渐加重 1 年，而于 1997 年 6 月 5 日在某医院以"冠心病心力衰竭"住院治疗。3 个月来，心衰有所缓解，但双下肢及眼睑水肿不消，一直服用地高辛、长效硝酸异山梨酯、氢氯噻嗪、氨苯蝶啶，停药后又加重，体重达 70kg。症见乏力，夜间呼吸困难，双下肢水肿，按之没指，尿少，24 小时尿量约 500mL，大便干结，三四日一行。检查：心界向两侧明显扩大，心率平均 78 次/分，24 小时动态心电图监测示：心房颤动，室性早搏 687 次/24 小时，R-R 间期最长达 3.2 秒，肝及肋，双下肢、眼睑均浮肿，脉结代沉细，舌质淡红，苔黄腻。中医诊断：水肿（正水）；胸痹（心阳不振，水饮停滞）。西医诊断：冠状动脉粥样硬化性心脏病，稳定型心绞痛，心脏扩大，心律失常，心功能不全 III 级。治宜：补心益肺，温阳利水。方药：生黄芪 80g，汉防己 20g，桂枝 12g，茯苓 30g，炒白术 15g，葶苈子 15g，泽泻 30g，泽兰 15g，冬瓜皮 30g，大腹皮 20g，川牛膝 15g，怀牛膝 15g，王不留行 20g，当归 12g，肉苁蓉 20g，甘草5g。5剂，水煎服，在服中药的同时仍服地高辛0.125mg，1次/日，长效硝酸异山梨酯20mg，2次/日，螺内酯20mg，2次/日。

1997年10月10日二诊：服上药5剂后，24小时尿量由500mL逐渐增至1500～2000mL，浮肿明显消退，大便转润，1次/日，双下肢及眼睑轻度浮肿，守原方再服20剂，螺内酯改为20mg，1次/日。

1997年10月30日三诊：服上药15剂时，患者自停西药，5天来观察水肿未再起，24小时动态心电图监测示心房颤动，室性早搏2次/24小时。R-R间期最长2.1秒，后又以上药每2日1剂调理数日，精神状态转佳，夜间呼吸困难消失，轻度活动后无明显心悸，心律失常好转，随访至今精神状态佳。

第七节　详解小柴胡汤用于临床

本人临证使用数十年，在辨证施治方面应用范围较广，得心应手，妙用无穷，所以然也，即立足经典，发皇古义，融会新知。

一、历代医家论少阳三焦

少阳包括足少阳胆经和手少阳三焦经。足少阳胆经包括胆囊、胆管，但手少阳三焦经到底有无形质，历史有所争论。《难经》说其有名无形，《黄帝内经》说其有形有质。《难经·二十五难》记载："心主与三焦为表里，俱有名而无形。"《难经·三十八难》曰："所以腑有六者，谓三焦也……有名而无形。"如上焦心肺、中焦脾胃、下焦肝肾，没有形质。《灵枢·本输》云："少阳属肾，肾上连肺，故将两脏。"三焦下根于肾系，上连于肺系，中焦三脏也与之相连，五脏与三焦连为一体。《灵枢·本输》："三焦者，中渎之腑也，水道出焉，属膀胱，是孤之腑也，是六腑之所与合者。"孤腑为最大，六腑者与之联系，但未讲三焦属何组织。

《雪潭居医约》："此三焦之所以际上极下，象同六合，而无所不包也……分明确有一腑，盖即脏腑之外、躯体之内，包罗诸脏，一腔之大腑也……《难经》谓其有名无形，诚一失也。"

唐容川认为，三焦是人体的白膜，根于命门。张锡纯赞同唐容川的说法，认为膜为少阳三焦的组成部分，提出太阳之膜、阳明之膜、少阳之膜。其中皮里膜外，皮肤以下、经络以外之白膜，为太阳之膜；肌肉与肌肉之间有膜包裹，为阳明之膜。周学海《读医随笔》中提出："膜原者，夹缝之处也。人之一身，皮里肉外，皮与肉之交际有隙焉，即原也；胃肠之体皆夹层，夹层之中即原也；脏腑之系，形如脂膜，夹层中空即原也；膈肓之体，横隔中焦，夹层中空，莫非原也！"（指心包络）

二、少阳三焦膜腠论（少阳三焦有形有质）

少阳三焦把五脏六腑与四肢百骸从组织结构上联系起来。膜与腠两者应联系起来，膜联系五脏六腑。从解剖学看，五脏六腑都有膜的存在：头有脑膜，眼有眼膜，鼻有黏膜，耳有耳膜，骨有骨膜。膜从上到下，为联系五脏六腑的一种致密的结缔组织。凡有膜存在的地方，外面就有一层疏松的结缔组织，即为"腠理"。腠理的组织间隙为津气流通处。

　　三焦具有行气行津的生理功能，为连通五脏六腑、流通津气的通路。津气通过三焦到达五脏六腑与四肢百骸，从而为五脏六腑的活动提供动力。《灵枢·本输》："三焦者，中渎之腑也。"少阳三焦流通水津。《灵枢·营卫生会》："营在脉中，卫在脉外……阴阳相贯，如环无端。"《素问·痹论》云："卫者，水谷之悍气也。其气慓疾滑利，不能入于脉也，故循皮肤之中，分肉之间，熏于肓膜，散于胸腹。"说明三焦是卫气运行之所。卫出下焦，生发于下焦肾中的元气；充实于中焦谷气，脾胃为营卫气血的生化之源；宣发于三焦，通过吐故纳新、吸清呼浊的肺来吸收自然界的清气。卫气为下焦元气、中焦脾胃谷气和上焦肺吸入的清气三者之结合，再运行于三焦，为真气、元气、阳气的总称。《金匮要略·脏腑经络先后病脉证》："腠者，是三焦通会元真之处，为血气所注。"指腠理是元气和真气流通的地方。《中藏经》："三焦主持诸气。"下焦元气、中焦谷气、上焦清气不仅要随血液运行成为营气，还要在脉外参与运行成为卫气。在外抵御外邪，在里顾护营阴，使阴津和营血不致外泄。气能摄血，也能固精。气虚则可能气不摄血，出现出血性疾病；或气不摄精，出现蛋白尿。少阳三焦为流通津气的通道，津气的摄纳、生化、输布、排泄都有赖于五脏的协同配合。所以临床上不直接治疗少阳三焦的升降出入运行，而是要去治疗其他各脏。有很多征象表明少阳三焦的存在，如肾阳虚不能化气行水，水液停滞后，通过少阳三焦的通路，外泛体表，则周身酸软重痛；内停胃肠，则出现腹泻、腹胀、腹痛、呕吐；上干清阳则眩；凌于心则悸；发于肺则咳。痰浊为何凌心？脾胃为生痰之源，痰由少阳三焦而凌心。此为精深的脏腑辨证原理。

三、小柴胡汤证的病机与治法

小柴胡汤为少阳病主方，一般认为治胆，但其主治范围较广，包括：邪入少阳、往来寒热、胸胁苦满、口苦咽干、目眩心烦、喜呕、默默不欲饮食；或胸中烦而不呕；或渴；或腹中痛；或胁下痞硬；或心下悸、小便不利；或不渴、身有微热；或咳。亦治热入血室、黄疸、便秘、失血、项强、目晕、妊娠恶阻、风丹、虚人感冒等证。《伤寒论》："血弱气尽，腠理开，邪气因入，与正气相搏，结于胁下，正邪分争，往来寒热。"体质较虚之人，血弱气尽，则卫气虚，腠理虚损后防御外邪的功能低下，邪气乘虚而入，客于少阳三焦之半表半里（凡夹层中空都为半表半里），与正气相搏，出现往来寒热。邪气盘踞在少阳的半表半里，并从少阳三焦内归足少阳胆经，则津气、腠理、膜原、胆经和胆腑都发生病理改变。

小柴胡汤的病机可概括为：气郁、津凝、筋膜失柔。

1. 气的病理改变：寒热往来、胁下痞硬、发烧，都是气的病理改变。寒热往来，正气与邪气相争于半表半里，邪气盛正气弱，阳气闭郁不能外达，则恶寒；正气战胜邪气，阳气欲达表，则发热。所以，病人往往一天2~3次寒热往来，正邪相持不下，不像疟疾隔天一发。阳气郁而化热，凡发烧，都为阳气郁结。气为阳，气有余，则化火，阳气郁而不达则发热。胁下痞硬，胆囊区胀痛不舒，既可以是胆液流通受阻，也可以是气机阻滞不通。

2. 水津病变：中焦脾胃湿邪阻滞，或胆经疏泄失调，不能帮助消化，则不思饮食；凌于心则悸；犯肺则咳；影响到肾则小便不利；上扰清阳则眩晕；内侵胃肠则喜呕。

3. 膜原病变：津气郁结后影响脉络。肝主身之筋膜，诸风掉眩皆属于肝，肝郁则刺激膜原发生病理变化，欲呕之不出、心下痞闷、项强、筋膜挛急紧张，出现疼痛，如胁痛。

4. 胆系经络病变：邪从手少阳三焦内归于足少阳胆腑，出现胆道流通不利、胁下痞硬而痛、胆囊炎、口苦等。

具体之治：邪踞少阳，既非表热，也非里热，既不在表，也不在里，既不完全属于寒，也不属于热。治法为和解少阳法。有正气不足的一面，也有血弱气尽、腠理开邪气因入的一面。既有正虚也有邪实，宜祛邪扶正，补泄同施；气郁津凝，气郁化热与津凝为湿同时存在。气郁化热用清法，津凝为湿用温药。用清药清其所之热，用温药温化津凝之湿，寒热并用；既有半表之寒又有口苦、咽干、心烦、发烧等半里之热，表里同治；既有阳气不升，又有浊阴不降的呕逆症，宜升降同调。

四、小柴胡汤方解

小柴胡汤原方剂量：柴胡八两，黄芩、人参、生姜、炙甘草各三两，半夏半升，大枣十二枚。方歌"柴胡八两少阳平，枣十二枚夏半升，三两姜参芩与草，去渣重煎有奇能"。柴胡用八两之多为主药，其有舒畅气机、透邪达表、升发清阳几大功效。在此方中，作用比较全面，升发郁结不升之阳，疏散气机阻滞之胀，宣散少阳半表之邪。柴胡通过上升宣发使阳气能够达表。凡阳气郁结发热，可由柴胡疏导少阳之阳，使之不再继续发热。黄芩有清泄肺胃肝胆肠之功，可用来清泄少阳半里之热、肝胆之热、气郁所化之热。肝胆之热一去，则口苦、发烧、咽干等热象迎刃而解。半夏为燥湿运脾、和胃散水、祛痰的药物，生姜温散水津。中焦为水津升降之枢，少阳三焦独取半夏、生姜治疗中焦，针对津凝所化之湿。《神农本草经》提到人参能补五脏、养精神、定魂魄。卫气生发于下焦元气，肺脾之气根源于肾中的元气。因此人参大补肺脾之气是基于人参大补下焦元气。用人参抢救心衰，很快会止汗，人变轻松。若是补中焦之气，要等饭后谷气慢慢升腾，急救唯恐不及，所以人参不是补中焦谷气，而是补下焦元气。人的五脏六腑之气，根于下焦元气，补下焦元气则可充盛五脏六腑。此病有正气不足的一面，表卫气虚，邪气乘虚而入，因此用人参、甘草、大枣扶正。甘草、大枣都是甘味药物。小柴胡汤的症状中有筋脉挛急的现象，依据《素问·脏气法时论》"肝苦急，急食甘以缓之"的治则，此两味不仅增强人参补气的作用，还有缓解筋脉挛急的作用。

小柴胡汤包含多种治则：

1. 表里同治：柴胡、生姜解表，宣发气机，散其半表之寒；黄芩清其半里之热，生姜、半夏化其津液凝聚之湿。

2. 补泻同施：柴胡疏发气机；黄芩清解郁热；半夏、生姜行其津凝之实；人参、大枣、甘草扶正，体现祛邪扶正之功。

3. 寒热并用：半夏、生姜辛，黄芩、柴胡寒凉，前两者针对气郁之热，后两者针对津凝之实。

4. 升降并用：柴胡升发清阳，半夏、生姜降泄浊阴。

五、小柴胡汤随证加减至关重要

小柴胡汤随证加减具有多种临床应用。

1. 加表药治疗表证，加里药治疗里证，加温药治疗寒证，加清药治疗热证。

2. 加祛邪药则为攻邪方剂，加补益药则为扶正方剂，可补可泄，祛邪扶正。

3. 可升可降，升降并调，针对津气发生的病理改变，津液偏盛或气机阻滞均可加减。

4. 可根据病证偏上焦、偏中焦、偏下焦而加减，用途广泛。

《中医治法与方剂》是成都中医药大学陈潮祖教授倾力近 50 年完成的专著，1975 年由人民卫生出版社出版，此书列举小柴胡汤 32 个临床应用，在此基础上加减变化成十几个应用，按照偏表、偏里、偏寒、偏热、偏虚、偏实、偏升、偏降、偏上焦、偏中焦、偏下焦、偏气、偏血、偏津随证加减。

小柴胡汤加乌梅治疗诸热出血，可参考杨仁斋《仁斋直指方》。出血最常见的三种病因病机如下：

1. 血分有热，迫血妄行：治法为清热止血，用黄芩清热，不仅清气分热，且可治疗崩症。

2. 肝不藏血：肝疏泄太过或不及，管道收缩或漏，或血液外溢，治法为固涩收敛止血，用乌梅。

3. 气虚不摄血：治法为益气摄血，用人参、大枣。杨仁斋治法精妙，加乌梅把治疗津气的一个方剂发展成为治疗血分证的一个方剂。

小柴胡汤可治疗咳嗽。《素问·咳论》"五脏六腑皆令人咳，非独肺也"。咳嗽是由于肺宣降津气的功能失调引起。少阳三焦是津气流通的场所，任何一脏的功能障碍都会引起少阳三焦的津气失调，若发于肺则为咳，所以张仲景说咳用此方。此为小柴胡汤调三焦的津液失调，肺的宣发正常津气平衡，痰湿自然消失。陈潮祖教授常用小柴胡汤去人参、大枣，生姜易干姜，加细辛、五味子、半夏，成为苓甘五味姜辛半夏汤，用来治疗咳嗽。此法治疗咳嗽症见时咳稀痰，时咳黏痰，甚至咳出胆汁。本人曾治疗一位咳嗽一月有余的患者，一咳胆汁都要咳出来了，用小柴胡汤加芦根即愈。

小柴胡汤结构完善，古今方剂罕与其匹。临床治疗结合疾病发生的病机，辨证论治，随症加减，表里虚实、寒热升降、气血津液均能兼顾，妙用无穷。小柴胡汤在临床实效性强。"实则峻泻虚来补，寒宜温散热可清。正邪交争由谁判，肝胃不和谁来评。过与不及好下药，唯有伐谋最慧聪。千古判官小柴胡，和解之力赛包公。"

"五脏宜通""膜腠三焦"这两个学术观点，对中医学具有创造性的贡献。

1. "五脏宜通"：不能机械地理解为五脏宜通畅，而是指五脏之间的气血津液以通为用。

2. "膜腠三焦"：三焦是膜原和腠理组织。《素问·痿论》云："肝主身之筋膜。""少阳终者，百节皆从。"筋是膜的主干，会聚而成腱束；膜是筋的延展，分布而成原野。

3. 腠是膜外的组织间隙：《黄帝内经》称为分肉，内则维系五脏六腑，上至颠顶，下随处异行，所在皆是。三焦无处不在，是气血流通出入的场所。因此，大到五脏六腑，小到组织细胞，都广袤无垠，遍布全身。

4. 唐容川《血证论》认为：三焦为上焦、中焦、下焦合称。有名有形，其根出于肾中，即指膈膜和网油为三焦。三焦之根出于肾中，两肾之间有油膜，一条贯于脊骨，名曰命门，是为焦原。从此系根油连胸前之膈，以上循胸中入心络连肺系上咽其外出，为手背胸前之腠理，是为上焦；从板油连及鸡冠，油著于小肠其外出，为腰腹之腠理，是为中焦；从板油连及网油，后遍及大肠，前连膀胱，中为胞室，其外出为肾经，少腹之腠理，是为下焦。

膜腠三焦之学说，为指导病机分析、病理辨证与辨病相结合，拟定治法遣方用药，为许多疑难问题提供新颖、深刻、具体的理论依据，提高了辨证的精确度和用药的针对性。在临床上运用五脏六腑之间气血津液以通为用的理念，结合膜腠三焦的整体观，是打开治疗癌症之门的金钥匙。

中医治疗的着眼点，不一定是细菌病毒的对抗。中医的内在逻辑是：人的整体或局部调整到平衡、中和状态，那么细菌病毒也许就不能产生致病作用了。

就像武侠小说中《九阳真经》的口诀"他强由他强，清风拂山岗，他横由他横，明月照大江，他自狠来他自恶，我自一口真气足"，这里说的"真气"，我们可以理解为中医讲的正气。

第八节　八味化瘀胶囊治疗"湿浊瘀毒"的临床运用

一、领悟"湿浊瘀毒"的理论内涵

"湿浊瘀毒"是如今中医学术界最为活跃、最具有发展潜力的研究领域之一，中医学应以"道法自然，天人合一"的中医思维方式来探究当代生态环境及饮食、情志和生活方式的改变及对人体健康的影响。以下"湿浊瘀毒"简述为"瘀毒"以用之。

结合"瘀毒"在临床上的表现，应与西医病因检测相结合，如血糖、血脂变异。将中医预防原则和现代预防医学的具体措施相结合为一个整体，对疾病的发生、发展和阻止有着重要的指导作用，对养生保健具有指导意义。"瘀毒"可以不同的形式存在于人体的任何部位，如心、肝、脾、肺、胃、胆、肠、膀胱，另有三焦、脑、肌肤、脉、筋骨等。由于现代物质生活环境的多变，"瘀毒"对人体的危害不尽相同。资料表明，归类分析结合西医检测，将"瘀毒"标准化、量化。对受检测者的现状做出诊断——轻、重、缓、急。目前各科计已达近百种疾病。简述如下分类：

1. **呼吸系统疾病**　肺主气司呼吸，开窍于鼻，外合皮毛。外感之邪多犯肺，致使肺脏宣肃失司，阴阳失调，必致水液失常，化湿生痰浊。肺位最高为华盖，贯通百脉，肺为水之上源，其功能失调，致水液代谢失调，化生痰浊，阻碍气血运行，亦会产生疾病，渐而化瘀，其治则方可按五行直接或间接"圆机活法"。

2. **心脑血管疾病**　心脑血管疾病发病的因素，西医学认为是长时间不良饮食习惯和缺乏合理的运动，导致体内脂类、醇类物质逐渐增多，加之随着年龄的增长，人体的内分泌、抗氧化物酶功能减低，导致体内自由基水平高，使血脂中的低密度脂蛋白胆固醇氧化后沉积在血管壁，久之使毛细血管堵塞，随着时间的推移，脂类、醇类物质容易和体内游离的矿物质结合形成血栓，血栓越来越多使血管直径缩小。心脏为了保持足够的供血量就增加血压，就形成了高血压疾病。如果血压过高可能导致血管崩裂，于是发生出血性心脑血管疾病。如果由于堵塞供血不足，即为缺血性心脑血管疾病。其实，归根结底还是人体内产生了不干净的有毒物质，即"瘀毒"物质。在临床上我们所用的八味化瘀胶囊，广泛用于心脑血管病，在未发病前可作预防性治疗，即治未病，亦用于发病后恢复治疗。

3. 烈性传染病　由于生态环境的不断恶化，自然灾害频发，以及世界各国的密切交往，近年来诸如 SARS（严重急性呼吸综合征）、甲型流感，以及此次的新型冠状病毒肺炎等传染病广泛传播。此类传染病属中医"疫病""疠气""温病"的范畴。明代吴又可曰："夫湿'瘟'之为病，非风、非寒、非暑、非温，乃天地间别有一种异气所感。"这被认为是"天之浊毒"为害，其治则视病施之。

4. 皮肤病　皮肤是人体抵御外邪的第一道屏障，如机体内部阴阳失调也可以反映在皮肤之上，瘀毒物质充斥人体内外，通过皮肤表现可进行诊断，如痤疮、酒糟鼻、脂溢性皮炎、湿疹、脚气、疮疖、丹毒等属浊瘀之毒之类。

5. 癌症　癌症是多种恶性肿瘤的总称，属中医"岩"的范畴，以脏腑组织发生异常增生为基础特征。湿浊瘀毒理论认为癌症的发生或是"感天之浊毒"，或是"罹地之浊毒"，或是"人之浊毒"内生损伤正气，使脏气功能失调，气血津液运行失常，虚实搏结，日久积渐而成。浊毒瘤结，其发病之根，浊毒走注为其转移之因，浊毒的治疗大法为化浊解毒、扶正祛邪、对症下药。

6. 代谢性疾病　血脂和血糖在正常的情况下，是人体的精微物质，对人体是有利的，但"亢则为害，过犹不及"。现代的食品污染、水污染、空气污染，人体血糖超标、血脂超标、尿酸超标等，人类受上述因素的污染，成为"瘀毒垃圾桶"。目前化浊瘀有很多种方法，其核心目的就是净化人体的内环境。

二、熟读经典勤临床，组方八味创新说

本方由八味药物组成：水蛭，虻虫、蛴螬、䗪虫、大黄、桃仁、干漆、三七。本人历经数十年应用，不仅使用汤剂灵活得法，且能辨证使用胶囊，救急善后。实乃得心应手。

历代各家对《金匮要略》进行解读，认为，"血痹虚劳病脉证并治"篇记载，五劳虚极羸瘦，腹满不能饮食，食伤、忧伤、饮伤、房事伤、肌伤、劳伤、经络营卫气伤，内有干血，肌肤甲错，两目黯黑。宜缓中补虚，大黄䗪虫丸主之。该方由大黄、黄芩、甘草、桃仁、杏仁、芍药、干地黄、干漆、虻虫、水蛭、蛴螬，䗪虫十二味组成。其条文主要论述虚劳，兼有干血，即干血劳。其"缓中补虚"之含义，历代医家看法不尽一致。如程林认为，"此条单指内有干血而言……与大黄䗪虫丸以下干血也，干血去，则邪除正旺矣"。如张璐玉认为仲景先以大黄䗪虫丸行其干血，待干血尽再行"缓中补虚"之法。而程门雪亦认为原文之"缓中补虚"乃"缓用补虚"之误。"腹满"乃中焦脾胃气机阻滞之表现。更明显提示医者要重视脾胃后天之本的作用。所以"五劳虚极羸瘦"后特意列出"腹满"不能饮食之症状。大黄䗪虫丸渐去其干着之瘀血，以恢复脾胃生机而缓脾胃之气待绝之急。"缓中补虚"之"中"乃中焦、脾胃之义也，脾胃健运，则气血得以化生，荣卫得以畅达，而五劳虚极得补矣。此实乃仲景"缓中补虚"之意。

大黄䗪虫丸乃治干血劳之专方，干血劳一病，多由七情或饮食、房劳所伤导致。正气虚衰，血脉凝积，致干血内积，而尪羸消瘦见于外。内有瘀血干血，肌肤失其所养，发生粗糙如鳞甲

状，两目黯黑，干血内停，则经血不行，少腹硬痛，脉涩或弦。血瘀不去，新血不生，正气亦无由恢复，故本方以祛瘀为主。方中大黄泻下逐瘀为君，䗪虫破血通络力专而缓，合大黄则更能引药直达下焦，以逐干血为臣；桃仁、干漆、水蛭、虻虫、蛴螬消癥散结，合大黄、䗪虫更能增强祛瘀阻、通血闭之力，而地黄、甘草、白芍滋阴补肾，养血濡脉，和中缓急，病以黄芩、杏仁宣通肺气而解郁热，用酒送服，以行药势，共为佐使。诸药合，奏扶正祛瘀、通经、消癥之力，正如尤在泾所说"润以濡其干，虫以动其瘀，通以去其闭"之意。

虫类药的应用有比较悠久的历史，在长沙马王堆汉墓出土的《五十二病方》中有最早记载，之后虫类药在历代逐步发展充实。临床用于内、外、妇、儿各领域。叶天士言："飞者升，走者降，有血者入血，无血者行气，灵动迅速，以搜剔络中混处之邪。"唐容川也认为"动物之功利，尤甚于植物，以动物之本性，能行，而且具有攻性"。近代各医学家对前贤的宝贵经验进行发挥，诸如张锡纯、恽铁樵、章次公对虫类药的运用颇富创见。当代国医大师朱良春对虫类药的运用十分常见。本人借助现代药理研究技术，在临床上拓宽对虫类药的运用，发现虫类药具有免疫调节、镇静、镇痛、抗炎、抗风湿、抗过敏、抗肿瘤等作用，主要作用于心血管、神经、血液、生殖系统等，特别在顽固性疾病、疑难杂症、各种癌症的治疗中常加入一些虫类药，并结合患者的舌脉等辨证用药，往往收获桴鼓之效。

三、八味化瘀胶囊组方成分分析

1. 水蛭 咸、苦，有小毒，归肝经，治恶血、瘀血、经闭，破血瘕积聚……利水道。水蛭最喜食人之血，而性又迟缓善入，迟缓则生血不伤，善入则坚积易破，借其力以攻积久之滞，自有利而无害也。

结合现代药理研究，水蛭主要含蛋白质，新鲜水蛭唾液中含有一种抗凝血物质水蛭素，其醇提取物有抑制血液凝固的作用，强于虻虫、蛰虫、桃仁。

水蛭是一种较好的活血祛瘀药，其力较强，善缓化慢消人体之瘀血，又不伤新血，故对疑难病中瘀阻较久、难以化除消散者，加用水蛭可以提高疗效。尤其是中风、心痛等心脑血管疾病中的顽固疾患，水蛭不失为一个要药，临床实践也证明了这一点。

前人所谓"水蛭有小毒"的说法，指其活血化瘀之力较猛，如用之不当可以产生出血等副作用，并非指水蛭对人有毒害作用。本品水煎用量 3～6g，研末冲服用量 1～3g，丸剂用量 1～3g。

2. **蛰虫** 味咸，性寒，有毒，入心、肝、脾三经，逐瘀破积，通络理伤，治癥瘕积聚、血滞经闭、产后瘀血、腹痛、跌打损伤、木舌、重舌。《神农本草经》："主心腹寒热洗洗，血积癥瘕，破坚，下血闭。"内服煎汤用量 3～6g，孕妇忌服。

3. **虻虫** 味苦，性凉，有毒，入肝经，通瘀，破积，通经。治癥瘕积聚，少腹蓄血，血滞经闭，扑伤瘀血，孕妇忌服。

4. **蛴螬** 《神农本草经》别名地蚕、土蚕，味咸，性微温，入肝经，破血行瘀散结，通乳，治折损瘀痛。"主恶血，血瘀，痹气，破折血在胁下坚满痛，月闭，目中淫肤，青翳白膜"。

5. **三七** 味甘微苦，性温，入肝、胃、大肠经，止血散瘀，消肿定痛，治吐血、咳血、衄血、便血、血痢、崩漏癥瘕，产后血晕、恶露不下，跌扑瘀血、外伤出血，瘀肿疼痛。煎汤用量1.5~3g，研末用量3g。资料证明，三七能缩短凝血时间，其作用与肝有关，能使冠脉流量增加，并能对抗垂体后叶素的收缩血管作用，从而降低心肌耗氧量，提高机体耐缺氧能力。还能抗急性心肌缺血，增加心肌收缩力，减慢心率，降血压。此外尚有抗炎，抑制病毒、真菌生长的作用。

6. **干漆** 本品是生漆中的漆酚在虫漆酶的作用下，在空气中氧化生成的黑色树脂物质，味辛有毒。入肝、脾，破瘀消积、杀虫。治妇女闭经、癥瘕、瘀血，入丸剂用量2.4~4.5g。

7. **大黄** 《神农本草经》记载其味苦、性寒，入胃、大肠、肝经，功效泻热毒、破积滞、行瘀血，治实热、便秘、谵语、发狂，食积痞满，痢疾初起，里急后重，瘀停经闭，癥瘕积聚，时行热疫，暴眼赤痛，吐血，衄血，阳黄水肿，淋浊，溲赤，痈疡肿毒，疔疮。用量3~12g。凡表证未罢，血虚气弱，脾胃虚寒，无实热积滞瘀结，以及胎前、产后均应慎用。文献报道，大黄中具有泻下作用的主要成分为番泻苷，它在大肠中由细菌进一步分解刺激大肠，使大肠排空运动增加，导致排便。药用大黄对多数革兰氏阳性菌及某些革兰氏阴性菌在试管中均有抗菌作用，可使血压下降。

8. **桃仁** 《本草经集注》记载其味苦甘，性平。入心、肝、大肠经，破血行瘀，润燥、滑肠。治经闭、癥瘕、热病蓄血、风痹、疟疾、跌打损伤、瘀血肿痛、血燥便秘。桃核承气汤、抵当汤用桃仁，皆取其破血之用。用量5~10g，孕妇忌用。

四、临床病案举例

案例一（肝硬化）

王某，男，42 岁，2008 年 5 月就诊。自述患乙型肝炎 10 余年，近期诊断肝硬化。自觉乏力，腹胀纳差，胁痛，腰酸。患者身高 180cm，体重 110kg，平日吸烟饮酒习以为常。刻下面色晦暗，巩膜及皮肤未见黄染及出血点，有肝掌，胸前有 3~4 枚蜘蛛痣。肝未触及，脾在肋下 2.5cm，腹水征（-），双下肢凹陷性水肿，舌质紫暗，苔薄白腻，脉沉弦。

肝功能：ALT 169U/L，AST 116U/L，HBsAg（+），HBeAg（+），HBcAg（+），HBV-DNA（+）。胃镜提示：食道下段静脉曲张。B 超显示：肝脏内部回声增粗、增强，脾左肋缘下 2.3cm。诊断为乙肝后肝硬化。

治拟小柴胡汤去黄芩合参苓白术散加减，水煎服，每日一剂，分两次服。另服八味化瘀胶囊。嘱其戒烟酒。治疗 4 月余，经检测，各项指标均属正常范围，为进一步治愈，减轻肝纤维组织增生，对抗肝硬化，继服八味化瘀胶囊。后定期复查一切正常。

按： 本例患者乏力、腹胀、纳呆、胁痛，为肝气犯胃，见肝之病当先实脾，并疏肝和胃。由于肝脏是人体重要的新陈代谢和解毒器官，过食酒热甘肥或饮食不节，长期超过肝的解毒能力，促使肝脏病变从量变到质变进而硬化。患者年仅 40 岁，机体修复功能良好，在生活上改变原有的不良习惯，以八味化瘀攻坚为主导，长时间医患共谋合力，何愁疾之不愈。

案例二 （老年性前列腺增生）

李某，男，70岁。2005年10月就诊。自述小便频数不畅已十余年。近年来，小便及会阴部时觉隐痛不适，曾服中西药未见显效。刻下腰膝酸软，头晕目眩，畏寒肢冷，夜间小便6~7次，余沥不尽，腹胀、纳差、精神疲惫、失眠、多梦，面色晦暗，舌淡有瘀点，舌苔薄白，脉沉弦。直肠指诊前列腺肿大，质硬，呈结节状。B超示前列腺Ⅱ度增生。证属肾阳不足，经脉瘀阻。遂以八味化瘀胶囊（0.5g＝1粒）治疗，一次9粒，一日2次。肾气丸按常规量使用。连服月余，症状明显好转，待后八味化瘀胶囊每次14粒，一日1次，右归丸常规服。一年后，B超示前列腺无明显增生，小便利，精神转好。

按：前列腺增生是老年男性常见疾病，属中医"淋病""癃闭"范畴。其病机涉及痰、湿、瘀、虚。老年人肾阳日衰，病久失治，久病入血，气血瘀结，压迫尿道，出现小便不利，因此活血化瘀至关重要，如兼湿重加利小便，故以八味化瘀胶囊缓补祛瘀，辅以右归丸固肾气，切中病机方能取效。

案例三 （慢性肾小球肾炎）

刘某，男，24岁，2004年10月12日初诊。患者症见浮肿、尿少半月余，经县、市医院以慢性肾炎治疗月余，未见明显好转，后以大剂量强的松、潘生丁、环磷酰胺等药物治疗5个月，时轻时重，仍明显浮肿、尿少，腹水征阳性，尿检蛋白（+++），红细胞（++），透明管型（+），颗粒管型（++）。食饮、精神日益衰退，对西药的副作用不堪耐受，故来我处求诊。患者现精神萎靡，全身浮肿，满月脸，面色灰暗不泽，腹部膨胀，舌质暗红，脉沉细而涩。证属水病及瘀血阻滞，阻碍水气运行，泛滥成肿。治拟活血化瘀，疏利水道，抗激素副作用。

生地黄 30g，黄芩 10g，黄柏 10g，山药 20g，猪苓 15g，茯苓 15g 桂枝 10g，防己 10g，知母 20g，白芍 10g，甘草 5g，车前子 30g。水煎服，每日一剂，分两次服，连服 7 剂。另加八味化瘀胶囊。患者甚感满意，其尿量增加，浮肿稍减。尿检蛋白（＋＋），红细胞（＋），同时激素减量，此乃药已中病。以上方加减继服，重用生地黄、知母以缓激素之副作用，共服 40 余剂，继后加济生肾气丸，治疗半年，尿检正常，随访 1 年未见复发。

按：本患者患水肿病，对于水肿病的治疗，《素问》："菀陈则除之者，出恶血也。"为后世用活血化瘀法治疗水肿病之滥觞。又据气行、水行、血行的说法，"水病及血"，久病属瘀入络。本案存在"内有干血"的临床表现，遂断为瘀血内停，气滞水阻，泛滥成肿。故用此八味化瘀治本病，佐以利水扶正，调整激素用量使身体较快恢复正常，取得满意效果。

案例四（脑血栓）

孙某，女，47 岁，2009 年 2 月 4 日初诊。患者于 3 个月前突发半身不遂，口眼歪斜，不能言语，某医院诊断为脑血栓形成，住院治疗半月余病情未有明显好转，又转住某医院，经中西药治疗两个月余，病情仍然如故，故来此就诊。

症见形体较丰、神志清楚、言语不清，右侧上下肢屈伸不利，抬举不能，指趾肿胀明显，口眼歪斜，舌微胖大、色暗红，舌尖有瘀点，舌苔薄白，脉弦细而涩。前医曾用大秦艽汤、牵正散、补阳还五汤之类，治疗收效甚微，属正虚瘀阻。治当补虚祛瘀，予八味化瘀加减，水煎服。

大黄 10g，桃仁 10g，䗪虫 10g，黄芩 10g，甘草 5g，杏仁

15g，赤芍 10g，白芍 10g，生地黄 20g，丹参 30g，牛膝 20g，鸡血藤 15g。水煎服，每日一剂，分两次服。另以虻虫 2g，水蛭 5g，共为末，一次水冲服，一日 1 次。

服药半月余，自觉右侧肢体较前轻松，可作抬肩及屈腿活动。在上方的基础上改大黄为 6g，加当归 10g，川芎 10g，黄芪 30g，桂枝 10g，继服 30 剂，每周服 5 剂。以水蛭 5g，三七 3g，共为末，冲服，每日一次，不间断。连服 3 个月，谈吐自然，握持步履如常。

按：本案患者由脑中血络瘀塞，经脉不畅，气血阻滞，而致偏废，故选用此祛瘀生新之法。方中生大黄、䗪虫、赤芍、虻虫、丹参、牛膝活血化瘀，搜剔干血。根据尤在泾的"大黄生用则行速，熟则行迟"的说法，其通畅之性，扬其入血通瘀之功。地黄、芍药、鸡血藤养血和营，杏仁理气，黄芩泄热坚阴，甘草缓中；久病属虚入络，故以黄芪补气，桂枝通阳畅达络脉，改善微循环。水蛭化瘀生血而不伤血，三七止血散瘀、消肿定痛，共达祛瘀扶正并行不悖，而获良效。

案例五（糖尿病多发末梢神经病变）

宋某，男，49 岁。2009 年 5 月初诊。患 2 型糖尿病 10 余年，血糖控制不稳定，近 1 年来，皮肤呈对称性疼痛感觉异常、麻木蚁走感，时有发热、发凉，行走不稳，似脚踏海绵，深浅感觉明显减退，舌质暗，有瘀斑，脉沉弦。检查：跟腱反射、膝腱反射明显减弱。血液流变学检查：血浆黏度 1.93，血细胞比容 51.6%，纤维蛋白原 47.2g/L。血压 130/100mmHg。诊为糖尿病性多发末梢神经病。在控制血糖的基础上继服降糖药。予以八味化瘀胶囊，每次 7 粒，一日 3 次，口服 30 天后，临床症状大为减轻，行走已感灵活，继服 1 年，每次 8 粒，一日 2 次，后临床诸症消失，深浅感觉及腱反射恢复正常。复查血液流变学指标，血浆黏度为 1.49，血细胞比容 42.16%，纤维蛋白原 34.6g/L。随访 2 年血糖控制较为理想，无任何并发症。

按：糖尿病患者存在着严重的血液流变学和微循环异常，致使组织供血不足和缺氧，因而引起末梢神经病变。八味化瘀胶囊能改善微循环，降低血黏度，使瘀祛血行，筋脉得养，病症消除。

案例六（乳腺增生）

张某，女，38 岁。2009 年 5 月初诊。患者发现左侧乳房肿块伴疼痛半年余，每于月经来潮时加重，心烦易怒，大便秘结，舌质暗红、苔薄黄，脉弦涩。体检：乳房外上象限可扪及 2~3cm 大小肿块，有明显触痛，同侧腋下可扪及一黄豆大小淋巴结，质软、轻度触痛。辅助检查排除恶性病变。临床诊断为乳腺增生，属气血郁滞、凝而不散之乳癖。

治拟活血化瘀，疏肝通络，予以八味化瘀胶囊口服，每次 8 粒，一日 3 次，连服 30 天乳房肿块开始缩小，疼痛明显缓解，至月经再次来潮时，已无前述症状，继服 3 个月后，乳房肿块完全消失。为巩固疗效，遂嘱其继服 3 个月，药量减至一日 2 次，早晚各一，后随访 2 年未见复发。

按：乳腺增生居女性乳腺疾病之首位，属中医"乳癖"范畴，乳房隶属厥阴、阳明二经，痰瘀交阻，壅结乳中，久则血滞为块，不通则痛。该方化瘀通闭而不伤正，坚持服药即能取效。

案例七（面部黄褐斑）

闫某，女，33 岁。2009 年 10 月初诊。患者面颊及鼻两侧泛发散在片状黄褐斑近 3 年,边界清楚,表面光滑,融合成蝶状。每于月经期及夏季明显加重,近半年斑片稍有增多。刻下形体偏瘦,胸胁胀满,口苦咽干,月经量少、色黯有块,经行腹痛,眩晕失眠,大便不爽,面色晦暗,舌质暗、苔薄微黄腻,脉细涩。

辨证为气血瘀滞,面失荣养。予以八味化瘀胶囊,每次服 8 粒,一日 2 次,早晚各一,服药期间停用其他祛斑药物及化妆品,忌食辛辣,少食油腻之物。服药 3 个月后斑色明显变浅,诸症减轻,继服半年余,黄褐斑消退,即改为每日 1 次,服 10 粒。同时加用逍遥丸巩固疗效 3 个月,黄褐斑消失,随访 2 年未见复发。

按:其病因,《外科大成》曰:"妇女面部黑斑,多由血热不华,火燥结成。"西医学认为本病多因内分泌失调所致,中医认为,情志失调,肾虚肝郁,脾土不健,致气血不和,悖逆不荣于面而发生本病。

治拟八味化瘀胶囊缓中补虚,祛瘀生新,改善人体内环境,降低血黏度,从而使气血和,肾精足,肝气疏,内调脏腑,外和肌肤。故能达到营养肌肤、祛湿除斑之目的。

案例八(多囊卵巢综合征)

李某,女,34 岁。2004 年 8 月 10 日初诊。原籍浙江省温州市,华侨,早年随父母移居意大利经商。婚后 4 年未孕,其夫精液检查正常。患者 14 岁初潮以来,月经 2~3 月一行,周期不规律,经多家医院诊断为多囊卵巢综合征,数年经多方治疗未孕。

患者来此就诊,刻下症见形体偏盛,月经延期或闭经,经量少、色暗,便秘,大便 2~3 日一行,腰膝酸软,带下绵绵,口黏、多痰、痤疮,五心烦热,舌暗红、苔薄黄,脉沉。中医诊断为痰浊瘀阻胞宫，以致天癸不至，月经不行。治宜调肾之阴阳，化冲任瘀阻。

方药：二仙汤加减。仙茅 10g，淫羊藿 20g，菟丝子 10g，杜仲 10g，川断 10g，赤芍 10g，白芍 10g，蛇床子 10g，五味子 10g，知母 10g，黄柏 10g，当归 10g，红花 10g，甘草 5g。60 剂，每周服 5 剂。

八味化瘀胶囊一次 7 粒，一日 3 次不间断。

二诊：经服上药后，近日月经来潮，量少，色有好转，无血块，无痛经，仅觉腰酸，夜寐不佳，大便日行，舌淡黯，苔薄少，脉沉细。

治宜调补肾之阴阳，逐瘀生新。杞菊地黄丸加减，60 剂，隔日一剂。八味化瘀胶囊，一次 7 粒，一日二次，早晚各一。另服穿山甲粉一日一次，一次 3g，水冲服。伊犁鹿角胶一次 10g，7 天 1 次，烊化，佐入紫河车胶囊。

一年后随访，患者已怀孕。

按：本病案虚中夹实，患者先天不足，肾精不充，阴阳不调，冲任衰少，经血不能按时满溢，后使用大量激素治疗，使肾中阴阳不调更甚，瘀血内生，阻滞冲任出现闭经不孕。

治拟八味化瘀胶囊、二仙汤、杞菊地黄丸加伊犁鹿角胶、紫河车共调补肾中之阴阳，再加穿山甲粉为本案的特殊用药。

现代研究显示，穿山甲有明显的促进排卵作用，《医学衷中参西录》云："穿山甲味淡、性平，气腥而窜，其走窜之性无微不至。故能宣通脏腑，贯彻经络，透达关窍，凡血凝、血聚为病，皆能开之。"所以穿山甲尤其适用于排卵不佳而导致闭经或月经较少的不孕症患者，在治疗上，多法联用，才能达到"事半功倍"之效果。(2020 年 6 月 5 日,为进一步加大对穿山甲的保护力度,我国将穿山甲属所有种由国家二级保护动物提升至一级。2020 年版《中国药典》未收载穿山甲)

实践证明,八味化瘀胶囊化"湿浊瘀毒",对净化人体内环境,促进有毒物质排出起到主导作用。有助于提高患者生活质量,减轻疾病。

第九节　三圣通痹胶囊用于"痹症" （类风湿关节炎）辨治心得

三圣通痹胶囊历经近百年的临床验证,对外因风寒湿而致的痹症疗效满意。现代医学所谓的类风湿关节炎,是以关节病变为主的慢性、自身免疫性疾病,属中医学痹症范畴。现将个人对此病辨治的粗浅体会介绍如下。

一、疗效求本结合病因

对本病病因病机的认识,应追溯《黄帝内经》"风寒湿三气杂至,合而为痹也""所谓痹者,各以其时,重感于风寒湿之气也""风雨寒热,不得虚,邪不能独伤人。卒然逢疾风暴雨而不病者,盖无虚,故邪不能独伤人"之说。认为邪之所客,经络闭阻,气血壅滞,脉络绌急,此病因之所在。施治方略,当求脏治本。依据病情、病程、个体差异灵活用药,当以"痹病益气乃为先,祛风通络贯始终"。

本病病因病机虽然较为复杂,概括起来,不外乎正虚、邪实两端。"虚"主要指肾精亏损,元阴元阳的不足。"实"主要指外感风寒湿热，内生痰浊瘀血等病邪。本病多属本虚标实。西医学研究认为，类风湿关节炎的发病有一定遗传倾向，发病有家族聚集性，有先天禀赋的缺陷，是导致类风湿关节炎的因素。

二、辨证治本，针对病机

根据"痹证络阻通为要，气充血行络必通"的学术观点，自制三圣通痹胶囊，结合多味药组方水煎服，根据不同症状进行加减。临床常用于类风湿关节炎、强直性脊柱炎等，实践证明，本药具有明显的抗炎镇痛和调节免疫功能。

1. 湿热痹阻证

症状：常见于类风湿关节炎急性活动期，症见关节或肌肉局部红肿、疼痛，重着，触之觉热，晨起僵强，口渴不饮，小便赤或发热，舌红苔黄腻，脉滑数。

治法：清热解毒利湿，以治其标。

方药：羌活胜湿汤合银翘散加减。

羌活 6g，独活 6g，防风 8g，桂枝 10g，金银花 30g，连翘 20g，防己 10g，茯苓 15g，黄芩 10g，薏苡仁 30g，甘草 5g。连服 7 剂，诸症大减，继服三圣通痹胶囊，数日后活动自如。

2. 寒湿痹阻证

症状：肢体关节冷痛，重者痛有定处，日轻夜重，遇冷痛增，得热痛减，舌质淡胖、苔白腻，脉弦紧或弦缓。

治法：温中散寒，祛湿通络。

方药：二仙蠲痹汤加减。

仙茅 10g，淫羊藿 20g，杜仲 15g，川断 15g，羌活 8g，独活

8g，防风 8g，桂枝 15g，鸡血藤 20g，狗脊 10g，附子 10g，甘草 5g。另服三圣通痹胶囊。

3. 寒热错杂证

症状：肢体关节疼痛，肿胀，触之发热，但自觉畏寒或局部触之不热而自觉发热，全身热象不显，关节屈伸不利，舌苔白或黄白兼见，脉弦数。

治法：温中散寒、祛风、清热除湿。

方药：加味桂枝芍药汤合知母汤加减。

麻黄 10g，桂枝 10g，防风 10g，白芍 10g，白术 15g，茯苓 15g，知母 15g，防己 8g，羌活 8g，独活 8g，鸡血藤 15g，雷公藤 6g，首乌藤 20g，甘草 5g。另服三圣通痹胶囊。

4. 肾虚痰瘀痹阻证

症状：本病多见于类风湿关节炎的中晚期。症见肢体关节疼痛不已，关节肿大，甚至强直畸形，难以屈伸，腰膝酸软，舌质暗淡，苔白腻，脉细弦或细涩。

治法：补肾化痰，活血通络。

方药：补肾通络汤加减。

鹿角胶 5g（烊化），狗脊 10g，杜仲 10g，川断 10g，黄芪 30g，桂枝 15g，威灵仙 10g，鸡血藤 15g，鳖甲 20g，甘草 5g。另服三圣通痹胶囊。

三、选方用药至关重要（常见对药举隅）

俗论云：药若对证一碗汤，药若不对用船装。只有精准地选药组方，才能药到病除，同时要精选各省道地药材，并做到尊古依法修治炮制。在辨证施治前提下，将临床体会确有疗效的对药加入辨证方中，可明显提高效果，同时减少毒副作用。

1. 马钱子配全蝎 马钱子味苦、性温有大毒，入肺、胃经，功能通经络，散结止痛。《医学衷中参西录》载："其度甚烈……开通经络，透达关节之力实远胜于它药也。"全蝎味辛、甘、平，有小毒，入肺经，功能息风止痉，解毒散结，通络止痛。国医大师朱良春认为全蝎并擅窜筋透骨，对于风湿痹痛久治不愈者更有佳效。资料表明，马钱子具有明显抗炎及抑制免疫反应的作用。马钱子的炮制至关重要。马钱子服用量大后中毒，症见头晕舌麻，牙关发紧，甚则抽搐，两眼上视。炮制后的马钱子粉常用量为每日 0.3~0.9g，全蝎具有息风止痉作用，恰好能消除以上马钱子中毒症状，其用量每日 2~3g（研末服）。

2. 雷公藤配鸡血藤 雷公藤味辛、苦，性温，有大毒，入肝、肾经，具有通行十二经络之力，功能清热解毒，祛风除湿，舒筋活血，通络止痛。鸡血藤味苦、甘，性温，入心、脾经，功能养血活血，舒筋活络。《现代实用中药》载：鸡血藤为强壮性之补血药，用于贫血性之神经麻痹，如肢体及腰背酸痛、麻木不仁等，又用于妇女月经不调、闭经等，有活血镇痛之效。现代药理研究证实，雷公藤含有 70 多种成分，具有 10 多种药理作用，尤其是具有较显著的抗炎作用。恰好针对类风湿关节炎发病机制中的主要环节发挥作用。雷公藤的副作用较多，其中对生殖系统的影响在一定程度上限制了本药的应用。资料表明，育龄女性服药 2~3 个月后可出现月经紊乱，主要表现为月经量减少，服药时间长者闭经发生率为 30%~50%。为了减少以上副作用，雷公藤常用量为 6~10g，配鸡血藤 30g，鸡血藤具有调经作用（雷公藤能使部分患者出现白细胞减少，而鸡血藤恰能升高白细胞），有时配四物汤，假如患者出现较严重的月经紊乱，则先停用雷公藤，改用三圣通痹胶囊。

3. **徐长卿配合欢皮** 徐长卿辛、温，入心、肝、胃经，功能止痛、祛风止痒，有较强的理气作用，常用于治疗风湿痹痛、胃脘胀痛等。合欢皮甘、辛，入心、肝经，功能解郁活血，宁心安神，消毒止痛。常用于失眠、痈肿、筋骨折伤等。徐长卿长于理气镇痛，而合欢皮擅长活血定痛，两药相配，气血并调，用于痹痛常获佳效。

4. **鹿茸配鳖甲** 鹿茸甘、咸、热，入肝、肾经，具有补肾阳、益精血、强筋骨的作用。鳖甲咸、平，入肝、肾经，善于滋阴清热，平肝息风，软坚散结。鹿乃纯阳之物，鹿茸为督脉所发，故善温壮肾督，鹿茸还有镇痛作用。鳖为至阴之物，善于养元阴而清虚热。单用即有止痛作用，乃治疗腰痛不可以俯仰。此二者均为血肉有情之品，阴阳并调，适用于类风湿关节炎的恢复期，根据阴阳虚损程度调整两者的比例。

5. **淫羊藿配生地黄** 淫羊藿味辛、甘，性温，入肝、肾经，功擅补肾壮阳，祛风除湿。生地黄味甘性凉，入心、肝、肾经，功能清热凉血，养阴生津。淫羊藿配生地黄，阴中求阳，阳中求阴，对调节免疫功能和防治激素停用后的反跳现象均有佳效。一般用淫羊藿 30g，生地黄 90g，水煎服。

四、病案举例

李某，女，48 岁，于 1996 年 8 月 10 日初诊。患者 3 年前因淋雨而出现双手近端指尖关节、掌指关节、双腕关节肿胀疼痛，伴晨僵，化验类风湿因子及血沉阳性，多家医院诊为类风湿关节炎，曾服抗炎、抗风湿及中药汤剂疗效差。刻下见双手近端指间关节、掌指关节、腕关节、双膝踝关节肿胀疼痛，触之灼热，晨僵约数时，口渴不欲饮，小便赤，舌质暗红，苔黄薄腻，脉滑数。直观双手有部分近端指间关节呈梭形肿胀，腕关节屈伸不利，活动受限。西医诊断为类风湿关节炎，中医辨证为湿热痹阻证。

治法：清热解毒祛湿，活血通络定痛。

方药：四物解毒汤加减。

苍术 15g，赤茯苓 15g，黄芩 10g，黄柏 10g，薏苡仁 30g，金银花 30g，紫花地丁 30g，牛膝 20g，木瓜 20g，防风 10g，防己 10g，赤芍 10g，甘草 5g。另服马钱子粉 0.6g，全蝎粉 6g，一日分两次服，连服 3 剂诸症大减，继服 4 剂，四肢关节红、肿、热、痛、僵强消失，晨起四肢即可活动，步行伸展自如，舌质暗、苔薄黄，脉滑数。

继上方加减治疗 1 个月后，每月服药 20 剂，诸症基本消失，仅在劳累后略有不适。舌质微红，苔薄白，脉缓滑。化验血沉正常。

为调理善后，予以补肾通络之三圣通痹胶囊、左归丸继服 2 个月，随访 1 年未复发。

按：痹症在经过辨证确定病机的前提下，选方用药十分重要，俗话说：用药如开锁，"四两拨千斤"。三圣通痹胶囊临床上可用于高龄老人气血不足之虚瘀，症见中风后遗症肢体麻木、疼痛、行动不便、阴雨天加重等。效如桴鼓，且服药简便、价廉。在社会上有较好的影响，实乃不可多得的理想之药。

第十节　少阳经辨证在临床中的应用

少阳包括手少阳三焦经和足少阳胆经。手少阳三焦经系指躯壳之里、脏腑之外的膜腠而言。膜腠外通于表，内连脏腑，上至巅顶，下至于足，五脏六腑，表里上下，皆与三焦相连。既是卫气与津液升降出入的渠道，也是病邪由表入里的必由之路，所以称少阳为枢。因其既不属表，也不属里，位居表里之间，故属半表半里。《金匮要略》称为腠理，是流通和会聚元气、真气的场所，血气所注的地方，故有防御外邪侵袭的功能。在正常生理状态下，"五脏元真通畅，人即安和"，血气旺盛，"病则无由入其腠理"。若风寒之邪自表入里，或疫疠之邪向上而受，少阳三焦受病，可致邪踞少阳、邪伏膜原、风客膜腠、湿阻三焦、气机闭阻等病变。

胆附于肝，内藏精汁，故称胆为中精之府。精汁即指胆汁，来源于肝，贮藏于胆，再经胆管输注于肠，参与食物的消化。与胆汁同时输注于肠的还有胰腺分泌的胰液，由于胰液与胆汁从胆管共同注入肠内，所以胰脏发生的一切病变，古人多从胆胃论治。胆属六腑之一，宜通宜利，最易气郁化热，宜清宜疏。故而胆道以清、疏、通、利为正常，壅滞不通为病态。常见的胆道病变有胆腑结热、水热结胸、胆经虚寒、蛔入胆道等。兹将少阳病变分为八类探讨于下：前四种为手少阳三焦经病症，后四种为足少阳胆经病症。

一、邪踞少阳

邪踞少阳，是指邪在半表半里，引起津气逆乱的病理改变。少阳所表现的病机，常以寒热往来、胸胁苦满、口苦、咽干、目眩、心烦、喜呕、默默不欲饮食，或咳，或悸，或小便不利，或腹中痛为主症。手少阳三焦系指躯壳之里、脏腑之外的膜腠而言，膜腠外通肌表，内接脏腑，表里上下，皆与三焦相连，是津气升降出入之区，外邪从表入里的必由之路。正常情况下，气血旺盛，病则无由入其腠理。若正气不足，腠理不密，邪气即乘虚侵袭，故仲景《伤寒论》指出，少阳病是属于"血弱气尽，腠理开，邪气因入，与正气相搏。结于胁下，正邪分争"的病变。邪踞少阳半表半里，正欲祛邪出表，邪欲胜正入里，邪胜正负、阳气内郁则"恶寒"；正胜邪负，阳气外达则发热；正邪分争，相持不下，于是往来寒热，休作有时。由于少阳三焦是卫气升降出入之所，水液运行之区，邪踞少阳，必然影响卫气的升降出入和水液的正常运行而呈病态。

胆经气郁，胆道不利，则胁下痞硬，胀满疼痛；三焦湿郁，则小便不利，凌心而悸，犯肺而咳，内侵胃肠而呕逆、腹痛。此外，邪犯少阳，又常见目眩干呕、项强等症。其余口苦、咽干、心烦等症，又系自身阳气为邪所郁化热使然。由于少阳病有正气不足和邪气因入与正气相搏两种征象同时存在，这就应当既祛其邪，又扶其正。又因此证既有阳郁化热见症，也有津液受阻的湿浊停滞。又宜寒温共用，才能兼顾两类性质不同的征象。根据这一治疗原则，常常选用柴胡、青蒿、黄芩、青黛、半夏、生姜等药，以祛其外邪，清其郁热，舒畅气机，流通津液；人参、甘草、大枣等药以补益元气，增强体质。只有扶正与祛邪双管齐下，清宣与温化并行，才能照顾到病变的每一个侧面。这种配方法度不同于汗、下、温、清各法，是以谓之和解少阳，方如小柴胡汤。

《灵枢·本输》说："少阳属肾，肾上连肺，故将两脏。三焦者，中渎之腑也，水道出焉。"少阳三焦是水液运行之道，相火游溢之区。若邪不从表入而自上受，由肺传入少阳三焦，影响津液流通，阻碍卫阳外达，郁结化热，又每呈湿热征象，湿为阴邪，治宜温化；热为阳邪，治当清透。温化湿浊是调理自身的生理功能，清宣热邪是消除外来的致病因素和发越自身的阳气，只有寒温并用，才能照顾到湿与热两种性质不同的病变。所以，治疗少阳三焦方剂，多呈寒温并用的配方法度。由于这一治法有上清下渗之功，故又称为上下分消法则。如蒿芩清胆汤，用青蒿、黄芩、青黛等药，以清透热邪，又用半夏、陈皮、茯苓、滑石等药燥湿、芳化、渗利，以祛其温即是。综上所述，邪从表入，则和解表里之半；湿阻三焦，则分消上下之势，一经一纬，反映了三焦病变的一般治疗规律，

1. 邪在少阳，必然影响气机的升降出入而生胀满。小柴胡汤用柴胡疏达少阳气机，蒿芩清胆汤用枳实泄其痞满。要皆舒畅三焦，恢复气机升降出入之常。

2. 邪在少阳，必然影响津液的升降出入，小柴胡汤用半夏、生姜以调中祛湿；蒿芩清胆汤用陈皮、半夏、茯苓、滑石以燥湿淡渗，其意即在恢复津液升降出入之常。

3. 治疗少阳病变，不仅要重视气与津的通与滞，尤其要注意气与津的相互关系。

4. 少阳三焦是津气升降出入的共同通道，气的升降出入失调，势必影响津的正常流通。津的运行不畅，亦将影响气的升降出入失调。此种津气互为因果之证，治疗应当分清主次，有所侧重。气滞其津者着重理气，兼祛其湿，气调津自畅；湿阻其气者，着重祛湿，兼畅其气，三焦无湿浊阻隔，气机的升降自调。

5. 少阳病变多呈热象。手少阳三焦为相火游溢之区，邪踞少阳，气湿交阻，阳气不能外达，胆火郁结不宣，遂成口苦咽干、心烦、舌赤征象，所以清泄肝胆的黄芩、栀子、青黛，常在方中居于主要地位。但应注意，胆经郁热，不可过用寒凉，克伐生机，贵在因势利导，疏其郁热。

6. 小柴胡汤和蒿芩清胆汤两方，按照传统认识，是治疗足少阳胆经的主方。其实两方均应着重联系手少阳三焦分析，才能扩大应用范围。观小柴胡汤主症及或然症和蒿芩清胆汤的适应证，都涉及五脏六腑。如果只从胆经分析，有很多征象无法解释，既然不能解释，就不能指导临床，是很可惜的。

小柴胡汤证

主症：寒热往来、胸胁苦满、口苦、咽干、目眩、心烦、喜呕、默默不欲饮食，或胸中烦而不呕，或渴，或腹中痛，或胁下痞硬，或心下悸，或小便不利，或不渴、身有微热，或咳者。亦治项强、不大便、发热、发黄、头汗出、眩晕、失眠、出血等症。

病机：邪踞少阳。

治法：和解少阳。

方药组成：柴胡、黄芩、半夏、人参、甘草、生姜、大枣。

蒿芩清胆汤证

主症：少阳三焦湿（痰）热、寒热如疟、热重寒轻，胸胁胀满、口苦、呕酸苦水，或呕吐黄黏涎，或干呕呃逆，舌红苔白或黄腻，脉弦数者等。

病机：少阳三焦湿（痰）热。

治法：清热除湿，上下分消。

方药组成：青蒿、黄芩、青黛、半夏、竹茹、枳实、茯苓、滑石、甘草。

二、邪伏膜原

邪伏膜原，是指疫疠之邪侵入膜原，津液化为湿浊，形成湿遏热伏的病变。治拟宣透膜原。

1. 此病常以憎寒壮热、寒热如疟、发作无定时、胸闷呕恶、头痛烦躁、舌边深红、苔如积粉，脉弦数为主要表现。周学海《读医随笔》说："膜原者，夹缝之处也。人之一身，皮里肉外，皮与肉之交际，有隙焉，即原也；膜托腹里，膜与腹之交际，有隙焉，即原也；肠胃之体皆夹层，夹层之中，即原也；脏腑之系，形如脂膜，夹层中空，即原也；膈肓之体，横膈中焦，夹层中空，莫非原也。原者，平野广大之谓也，故能邪伏其中，不碍大气之往来。"其实脉管也是夹层中空，亦是膜原的组成部分，所以膜原无处不有，无所不包。

2. 邪入膜原，简而言之：寒化为温者，其阳盛也；风化为泄者，其阴盛也；暑化为疟者，发于表也；湿化为咳者，发于里也。更有发为痹痛，身中累累如桃李核，久不愈者；有发为瘾疹，发于一肢一窍，逐年应期即发，不得断根者。究其诸证实质，不外津气受阻，膜受刺激使然。

3. 疫疠之邪从口鼻而入，客于膜原，水道失调，湿浊阻滞营卫运行之机，阳气不能达于体表，初则恶寒战栗，思近烈火，继则郁极而通；体若燔炭，呈现湿遏热伏的憎寒壮热征象。其症苔如积粉，舌质红绛，则为湿遏的诊断依据。治宜芳化湿浊，以宣透膜原，去除壅阻以舒畅三焦，俾秽浊去则水道通，营卫和而诸症解。

4. 达原饮、柴胡达原饮、新定达原饮、三香汤为宣透膜原法代表方剂。

药常将厚朴、草果、槟榔同用。药理作用：厚朴行气宽胀，槟榔破气行水，草果芳香化湿，三药可直达膜原，使邪速溃。其中草果辛温芳烈，化湿力特强，凡见舌苔腻滑，投之效如桴鼓。若苔厚如积粉而燥涩乏津，则是热蒸浊结之象，需配滋阴清热的知母，借助知母的生津作用，使干结的湿浊得濡，而后草果始能奏化浊功绩。化湿的草果和滋阴的知母同用相反相成，匠心独运，此吴又可之心法也。

5. 达原饮证本属热证，却以温性的厚朴、草果、槟榔为主药，是值得深思的，其道理是一切热象皆因湿浊阻于膜原，以致阳气被遏而呈壮热头痛，此为热因湿遏的病机。若不用芳化湿浊之品，唯恃清热药物，是舍本逐末，将会徒劳无功。

这是治病求本的精神，本证若不及时治疗，一是会由实转虚，二是会立即危及生命。

达原饮证

主症：瘟疫初起，邪在膜原，症见憎寒壮热，或一日1次，或一日2~3次，发无定时，胸闷呕恶，头痛烦躁，舌边深红、苔厚如积粉，脉弦数。

病机：邪入膜原。

治法：辟秽化浊，宣透膜原。

方药组成：槟榔 12g，厚朴 9g，草果 12g，白芍 9g，黄芩 12g，甘草 3g，知母 12g。

柴胡达原饮（《通俗伤寒论》）

方药组成：厚朴 10g，草果 6g，槟榔 15g，黄芩 10g，甘草 3g，柴胡 10g，枳壳 10g，青皮 10g，桔梗 6g，荷叶梗 10g。

新定达原饮（《广温热论》）

方药组成：厚朴 3g，槟榔 5g，草果 2g，枳壳 5g，栀子 9g，淡豆豉 9g，黄芩 6g，桔梗 5g，六一散 9g，知母 9g，芦根 60g，细辛 1g。

三香汤（《温病条辨》）

方药组成：香豉 6g，降香 10g，郁金 6g，瓜蒌皮 10g，桔梗 10g，栀子 10g，枳壳 6g。煎汤代水服。

三、湿阻三焦

简而言之，湿阻三焦，是指脏腑功能失调，水液停滞，变生痰饮水湿，阻于少阳三焦的病变。其疏导的方法在于除湿祛痰，行水涤饮。根据阻滞的部位不同出现不同的症状，按上、中、下三焦略述如下：

1. 湿阻上焦 临床常见神昏、瞀闷、惊悸、失眠、癫痫等神志异常症候。如《湿热病篇》十四条："湿热证，初起即胸闷不知人，瞀乱大叫痛，湿热阻闭中上二焦。"此为眩晕由痰饮水湿而致。观真武汤、五苓散、苓桂术甘汤、吴茱萸汤、泽泻汤、术附汤、温胆汤、蒿芩清胆汤等，可见痰饮水湿引起眩晕是极为多见的；如《临证指南医案》中说："痫证，由惊恐或饮食不洁，或由母腹中受惊（亦为先天），以致脏器不平，经久失调，一触积痰，厥气内风，卒焉暴逆，莫能禁止，待其气通然后已。"如湿热侵入肝胆，身黄、目黄、小便黄、身有热，黄则日渐加深，两手臂平举振战而扑息，舌苔黄腻而厚，脉弦数，重者肝脑为病。

2. 湿阻中焦 引起多种痛症的病症如痹证、悬饮、结胸、胸痹等。《灵枢·周痹》说："风寒湿气，客于外分肉之间，迫切而为沫，沫得寒则聚，聚则排分肉而分裂也。分裂则痛……此内不在脏而外未发于皮，独居分肉之间，真气不能周，故名曰周痹。"形成包块的原因之一，如《灵枢·水胀》说："肠覃何如……寒气客于肠外，与卫气相搏，气不得荣，因有所系，癖而内着，恶风乃起，息肉乃生。其始生也，大如鸡卵，稍以益大，至其成，如怀子之状。"即论述是寒邪客于肠外之膜，与卫气相搏，从而影响津血流通，形成包块的病理过程。

3. 湿阻下焦 《素问·至真要大论》"病机十九条"说："诸痉项强，皆属于湿。"症见筋惕肉瞤，常因少阴阳虚，气化失司，水气内停而致。《素问·生气通天论》说："阳气者，精则养神，柔则养筋。"阳虚则筋脉失其温煦，水停则筋脉为其所困，以致筋惕肉瞤。可使筋膜弛张而瘫痪、痿躄、不仁不用、内脏下垂（气虚肌无力）。前述痉挛抽搐，是湿浊阻于某一局部而引起筋失和柔之象；此系湿浊兼阳虚阻于某一局部引起筋膜松弛之证。证象虽然相反，病变本质则同，此乃虚实而已。

总之，三焦是水气共同升降出入之所，湿凝气阻两者常常互为影响，气滞可导致津液壅阻，水停又可导致气滞。故因三焦湿郁升降失调而生胀满者，临床甚为常见。其治则予以辨证与辨病相结合，有是证用是药，落实到湿凝气阻的因果关系上。

湿阻三焦而病变百出者，此处仅列十枣汤、控涎丹、五个加减正气散应用。

十枣汤（《伤寒论》）

组成及用法：大枣 10 枚，芫花、甘遂、大戟各等份。三药分别研成细末，每处以枣汤吞服药粉 2~3g，中病即止，不必尽剂，以观后效。

功效：涤饮逐水。

主治证型：水饮停蓄三焦。

主治证候：水饮积于胸中，咳唾时牵引胸胁疼痛，心下痞硬，干呕短气（即不能深长呼吸）。头痛目眩，或其人絷絷汗出，舌苔滑，脉沉弦。水肿腹胀，胁下支满，按之痛（如慢性腹膜炎，多指女性），甚者痛引肩背。

控涎丹（《三因极一病证方论》）

组成及用法：甘遂、大戟、白芥子各等份为末，糊丸如梧桐子大，食后临卧时，用淡姜汤下 5~10 丸，亦可作散剂，每服 2g。

功效：涤涎逐饮。

主治证型：痰涎留滞膜腠。

主治证候：痰涎伏在胸膈之上，变为诸病，或颈项、胸、背、腰、腹胁、手足、胯髀隐痛不可忍，筋骨牵引钓痛，走窜不定；或皮肤麻痹，似乎瘫痪；或头痛不可举，或神志昏倦多睡；或饮食无味，痰唾黏稠；或睡中流涎；或麻木眩晕，痞闷嘈杂；或痰浊凝聚，成为肿块，其人平素多痰。

五加减正气散（《温病条辨》）

（1）一加减正气散

组成： 藿香梗 6g，厚朴 9g，陈皮 3g，茯苓 6g，杏仁 6g，神曲 5g，麦芽 5g，茵陈 6g，大腹皮 3g（本方可酌情加倍）。

功效： 芳化淡渗，疏利气机。

主治证型： 三焦湿郁，升降失司。

主治证候： 三焦湿郁，升降失司，脘连腹胀，大便不爽。

（2）二加减正气散

组成： 藿香 9g，厚朴 6g，陈皮 6g，茯苓 9g，防己 9g，薏苡仁 10g，豆卷 6g，通草 5g。

功效： 除湿宣痹，芳化淡渗。

主治证型： 湿郁三焦，痹阻经络。

主治证候： 湿郁三焦，脘闷便溏，身痛，舌白，脉象模糊等。

（3）三加减正气散

组成： 藿香 9g，厚朴 9g，陈皮 6g，茯苓 9g，杏仁 9g，滑石 15g。

功效： 理气化湿，兼以泄热。

主治证型： 气机不宣，湿郁三焦。

主治证候： 秽湿着里，舌黄脘闷，气机不宣，久则酿热。

（4）四加减正气散

组成： 藿香 9g，厚朴 6g，陈皮 6g，茯苓 9g，草果 3g，山楂 15g，神曲 6g。

功效： 温化湿浊。

主治证型： 寒湿阻于气分。

主治证候： 秽湿着里，邪阻气分，苔白滑，脉右缓。

（5）五加减正气散

组成：藿香 6g，厚朴 6g，陈皮 6g，茯苓 9g，苍术 6g，大腹皮 6g，谷芽 3g。

功效：运脾燥湿。

主治证型：寒湿阻中。

主治证候：秽湿着里，脘闷便泄。

四、气机闭阻

气机闭阻，是指运行于少阳三焦的卫气卒然发生升降出入失调的病变。

此病机以瘟疫、干霍乱、急喉痹、神昏瞀闷为主症，具有病情危急，而见胀痛、闭等特点。

邪气侵犯人体的途径不一，由表入里，或瘟疫受自口鼻，自上而下，均可影响三焦水道失调或气机不利。

疫疠之邪客于三焦，秽浊壅闭，气机阻滞，升降失调而出现各种轻重危急症状，当以升降治之，应用如下三个方子。

1. 升降散（《寒温条辨》）

组成及用法：白僵蚕（酒炒）6g，蝉蜕 3g，广姜黄（去皮）9g，生大黄 12g。共为细末，病轻者分 4 次服，用黄酒一盅，蜂蜜 15g，调匀冷服，根据病情用量大小不一。

功效：辛凉宣泄，升清降浊。

主治证型：三焦阻隔，升降失调。

主治证候：头痛眩晕，胸膈胀闷，心腹疼痛，呕哕吐食；内烧作渴，上吐下泻，身不发热；憎寒壮热，一身骨节酸痛，饮水无度；四肢厥冷，身冷如冰，而气喷如火、烦躁不宁等……诸多危急之候。

2. 玉枢丹（《外科正宗》）

组成及用法：山慈菇（去皮焙）60g，五倍子60g，红芽大戟30g，续随子（去壳用纸包裹研去油）60g，麝香10g，朱砂15g，雄黄15g，各药研末和匀，以糯米粥和为丸，上药共为40粒（每粒重6g），每粒分2~3次服。

功效：解毒泄浊。

主治证型：湿热秽浊，伏于三焦。

主治证候：湿温时疫，神昏瞀闷，呕恶泄泻……瘴疟、瘟疫、霍乱、痧胀、喉痹、中恶、疮疡、疔肿、痈疽、蛇伤、犬伤等。

3. 三物备急丸（《金匮要略》）

组成及用法：大黄20g，巴豆30g（去皮去油），干姜30g，为末，或蜜和丸亦佳，用时以暖水或酒服3~4粒（每丸大小如大豆）。

功效：温通泄闭。

主治证型：脏寒阴结。

主治证候：猝然心腹痛，痛如针刺，气急口噤暴厥者。

五、胆经郁热

本节是指胆道的气血津液壅滞不通，阳郁化热的病变。以胁痛发黄、心下急痛为主症。胆与三焦同属少阳，在半表者属手少阳三焦经，在半里者属足少阳胆经。胆腑郁热，可因寒邪从表入里，或温热自上而下，经三焦传入胆腑；或疫毒从口而入，从肠道侵入胆道，皆可致本病。此外，因情绪大怒气逆，胆经火郁，也可导致本病。再者，胆腑受邪，而肝失疏泄，胆胰的输注失调，遂呈病态。

从而胆汁受煎，日积月累与胆中杂质结为砂石，阻塞胆道等。

症状见发热、口苦、舌红、苔黄、脉弦数等，为胆腑热结。根据上述病理特点，予以治法，清、疏、通、利之常。

清泄肝胆：栀子、黄芩、黄连、重楼、胆草、虎杖、公英、板蓝根、大青叶、青黛、牡丹皮等。

疏肝理气：柴胡、青蒿、青皮、木香、枳壳、郁金、川楝子、延胡索等。

除湿利胆：茵陈、滑石、木通、车前子、金钱草、硝石、矾石等。

泻下通腑：大黄、芒硝等。

例方：

大柴胡汤

组成：柴胡 21g，黄芩 15g，半夏 15g，生姜 12g，白芍 30g，大枣 12 枚，枳实 10g，大黄（后下）10~15g。

功效：清热利胆。

主治证型：胆经热结。

主治证候：胆经实热，往来寒热，胸胁胀痛，呕不止，心下痞硬；或心下急痛，或协热下利，或如狂发狂、舌红苔黄、脉弦有力。

以下是在大柴胡汤基础上的加减应用：

（1）清胆行气汤

组成：柴胡，黄芩，半夏，木香，郁金，大黄，枳壳，延胡索，香附，白芍。

功效：疏肝利胆行气、止痛。

主治证型：肝失疏泄，肝郁气滞。

主治证候：胁肋胀痛或绞痛（气滞型胆囊炎），性急易怒，口苦咽干，头晕，不思饮食，舌尖微红、苔薄白或微黄，脉弦。

（2）加味大柴胡汤

组成：柴胡，黄芩，半夏，生姜，白芍，大黄，枳实，桃仁，赤芍。

功效：疏肝活血，清肝利胆。

主治证型：胆经实热，气滞血瘀。

主治证候：经水适断、热入血室，兼见腰胁及少腹满痛者。

（3）茵陈柴胡汤

组成：茵陈，柴胡，栀子，黄芩，大黄，芒硝（冲），枳壳，青皮，陈皮，木香。

功效：清热利胆，疏肝理气。

主治证型：胆经实热，气遏湿阻。

主治证候：（湿热型胆囊炎、胆石症）右胁绞痛、口苦纳呆、发热畏寒、大便秘结、小便短赤，或伴有黄疸、舌苔黄腻、脉弦滑数。

（4）清胆利湿汤（天津南开医院处方）

组成：柴胡，黄芩，半夏，木香，郁金，大黄，车前子，木通，栀子，茵陈。

功效：清热利胆。

主治证型：胆经湿热。

主治证候：（湿热型胆囊炎、胆石症）胁肋胀痛、口苦咽干、头晕不思饮食、寒热往来；或目黄身黄，其黄如橘子色；小便黄浊、大便秘结（此为阳黄），舌红苔黄腻、脉弦滑数。

（5）柴胡陷胸汤（验方）

组成：柴胡，半夏，黄芩，木香，郁金，枳实，川楝子，熟地黄，延胡索，白芍。

功效：清肝利胆。

主治证型：胆经湿热。

主治证候：（急性胆囊炎或慢性胆囊炎急性发作）发冷发热，右上腹拒按，大便秘结，舌苔黄腻，脉弦有力。

（6）清胆泻火汤（天津南开医院处方）

组成：柴胡，黄芩，半夏，木香，郁金，大黄，芒硝（冲），栀子，胆草，茵陈。热重者加金银花、板蓝根；便秘者重用大黄、芒硝，加厚朴；疼痛者加川楝子、延胡索；呕者加竹茹；食欲下降者加藿香、佩兰、山楂；瘀血者加桃仁、当归、赤芍、红花。

功效：清胆泻火。

主治证型：胆经实火。

主治证候：（实火型胆囊炎）胁部胀痛，口苦、咽干、头晕、不思饮食，寒热往来，或目黄身黄如橘子色，小便黄浊，大便秘结，腹胀而满，舌红或绛，苔黄燥或有芒刺，脉弦滑数。

（7）胆道排石汤（治疗急腹症验方）

组成：枳实，枳壳，木香，黄芩，金银花，茵陈，大黄，芒硝（冲服）。

功效：疏肝理气，利胆排石。

主治证型：胆道结石。

主治证候：（胆囊炎与胆结石急性发作）右上腹剧痛拒接，恶心呕吐，高热恶寒，发黄，便秘，舌质红，苔黄腻，脉弦滑数。

（8）清胰汤（天津南开医院处方）

组成：柴胡，黄芩，胡黄连，白芍，木香，延胡索，大黄，芒硝（冲）。

功效：疏肝利胆，泻热通腑。

主治证型：胆经实热。

主治证候：（急性胰腺炎）上腹部疼痛，剧烈而持久，有间歇性加重，腹部压痛、腹肌紧张、恶心呕吐、发热等。

六、水热结胸

水热结胸，是指表证误治，阳气内陷，郁结化热，热邪与运行于三焦的水液结于胸胁和心下的病变。结胸一证，《伤寒论》说："结胸热实，脉沉而紧，心下痛，按之石硬。"形成此证的原因，则为表邪误下。邪在体表，本来应使邪从表解，但因医不知法而反下之，热邪随气内陷，结于胸胁或心下部位，而成结胸。心下实际是指剑突下的胃脘部位而言，但又不在胃腑而在胰体。仲景特别提出以"膈内拒痛而又胃中空虚"作为鉴别诊断要点。

伤寒十余日，热结在里，往来寒热者，与大柴胡汤主之。但结胸无大热者，此为水结在胸胁也，但头微汗出者，大陷胸汤主之。综上所述，本证由表证误用下法，热邪随着阳气内陷，影响气血津液的流通，形成血郁、津阻，胰液流通受限，壅结胰体，以致胰体肿大而呈心下石硬，疼痛拒按。水与热结，是其主要病理改变，故称此证为水热结胸。

根据上述因果关系，选用泻热逐瘀、利胆通腑的大黄、芒硝，逐水涤饮的甘遂、葶苈子、瓜蒌仁、杏仁之类，方能发挥泻热逐水功效。代表方如大陷胸汤、大陷胸丸等。

方解突出二方（大陷胸汤与大陷胸丸）、三药（大黄、芒硝、甘遂）为主，盖非斩关夺旗之猛将不能胜任故也。仲景引申意所言结胸，虽似胰体为病变中心，却又非单指胰体，还包括部分胸膜和腹膜病变。

本文中的"短气躁烦""从心下至少腹硬满而痛不可近"等症，就是明显佐证。所以本法方可用于胸腹的膜膜病变。

《伤寒论》"结胸证，其脉浮大者，不可下，下之则死，结胸证悉具，烦躁者亦死"，结胸属于急症范畴，经过正确治疗，可以转危为安，若见上述情况，应转西医治疗。

1. 大陷胸汤（《伤寒论》）

组成及用法：大黄10~15g，芒硝10g，甘遂2g。上三味，用水先煮大黄，汤成去渣，入芒硝煮1分钟，内甘遂末1g温服。得快利，止后服。

功效：泻热逐水。

主治证型：水热结胸。

主治证候：结胸实证，心下痛，按之石硬，不大便五六日，舌上燥而渴，日晡小有潮热，从心下至少腹硬满而痛不可近，脉沉紧者。

2. 大陷胸丸（《伤寒论》）

组成及用法：大黄250g，葶苈子300g，芒硝200g，杏仁200g。

上四味，捣筛二味，内杏仁、芒硝，合研如脂、和散，取如弹丸1枚，另捣甘遂末2g，白蜜50g，水煮，温顿服之，一宿乃下。如不下，更服，取下为效，禁如药法。

功效：泻热逐水。

主治证型：水热结胸。

主治证候：结胸兼见项强者；痰饮停蓄胸背，喘鸣、咳嗽、项背强痛者。

七、胆气虚寒

本证是指外寒相侵或自身阳虚引起胆道的病理变化，应予以相应的治法。

此证为寒凝气结而呈胆道痉挛，津液不通而呈窒塞疼痛。根据此病机，常选桂枝、生姜、干姜之辛温，通阳散其凝结之寒；以白芍、甘草、大枣之类，柔肝缓急，治其拘挛之痛；或用利胆之品，开其窒塞，俾寒散结通而疼痛可解。代表方如大柴胡桂枝汤，柴胡加龙骨牡蛎汤，三物白散，秘方化滞丸。

1. 柴胡桂枝汤

组成：桂枝，黄芩，人参，甘草，半夏，白芍，大枣，生姜，柴胡。

功效：和解表里，调理肝脾。

主治证型：太少因病；胆胃虚寒。

主治证候：发热恶寒，肢节烦疼，微呕，心下烦闷者；肝脾不和，腹痛喜按；胁痛属寒者。

2. 柴胡加龙骨牡蛎汤（《伤寒论》）

组成：柴胡 20g，黄芩 10g，半夏 12g，生姜、人参各 10g，大枣、桂枝、茯苓、铅丹各 10g，龙骨 10g，牡蛎 10g，大黄 10g。水煎分 3 次服。

功效：和解少阳，利胆宁神。

主治证型：胆经郁热，枢机不利。

主治证候：胸满烦惊，小便不利，谵语，一身尽重，不可转侧；狂证，胸腹动甚，惊惧避人，独语不休，昼夜不眠，或多猜疑，或欲自死，不安于床；痛证，时时寒热交作，郁郁悲愁，多梦少寐，或喜居暗室。

3. 三物白散（《伤寒论》）

组成及用法： 桔梗 3 份，巴豆（去皮心熬黑研如脂）1 份，贝母 3 份。上二味为散，纳巴豆于白中杵之，以白开水和服。强人每次服 3g，羸者减之。病在膈上必吐，在膈下必利。不利进热粥一杯；利过不止，进冷粥一杯。

功效： 温通泄闭。

主治证型： 寒实结胸。

主治证候： 寒实结胸，无热证者。

4. 秘方化滞丸（《丹溪心法》）

组成及用法： 巴豆、三棱（醋炒）、莪术（醋炒）、青皮、陈皮、黄连、半夏、木香、丁香各等份。巴豆去壳炒黄研，余药研末和匀，水泛为丸，如梧桐子大，每服 3~5g，温开水送服。量其虚实老少，增损进退，以意服之，久久自得其效。

功效： 温通泄闭。

主治证型： 寒实结滞。

主治证候： 一切气滞积痛，无热象、虚象者。

八、胆蛔症（蛔入胆道）

本病以剑突下或右胁部位突然呈阵发性绞痛或钻顶样痛为主要表现，其特点为间歇期疼痛可完全消失。蛔虫寄生在肠内，性喜钻窜，倘使阻塞、发热、胃肠功能紊乱，蛔虫不安于室，或饥饿，或因驱虫不当，引起蛔虫迁居。蛔虫由回肠下段上行，循开口于十二指肠的胆道口进入胆道，引起括约肌强烈收缩，甚至阵发性痉挛，即剧烈疼痛。本病于 20 世纪 60~80 年代发病最为多见。

其治疗如下：①麻痹虫体；②增加胆汁分泌；③增强胆管的蠕动；④缓解胆道口的痉挛。上述根据症状治疗，分清主次，使蛔虫从胆道退回肠道，所谓利胆驱虫。

1. 代表方

乌梅丸加减

乌梅 60g，细辛 9g，川椒 12g，干姜 30g，附子 10g，肉桂 10g，黄连 10g，当归 10g，人参 10g，大黄 10g，槟榔 10g，使君子 10g 等。

2. 临床具体治法

（1）安蛔法：采用不同手段方法，使蛔虫退回肠道，以免蛔入胆道引起发热。此法基于胆为清净之腑的全面考虑，不会使蛔死于胆道。

（2）驻蛔法：选用杀蛔作用较强的苦楝皮类药，其特点见效快，能立即止痛，但有可能使蛔虫死于胆道，而留下后遗症。

（3）解痉法：柔肝解痉，以白芍或甘以缓急的甘草、蜂蜜之类，以缓解胆道痉挛，让蛔虫退回肠道，适合胆蛔症初起患者。

（4）诱杀法：以甘味药物为主，在大量甘味药中配入杀虫药，诱使蛔虫中毒，这种结构既可甘以缓其痉挛，又能诱使蛔虫上当，是颇具巧思的方法，如甘草粉蜜汤，于甘味的甘草、白蜜之中加入一味有毒的铅粉即是。

第十一节　脾的生理与病理

脾，《难经》云："脾重二斤三两，扁广三寸，长五寸，有散膏半斤。"《医学入门》："脾扁似马蹄,微着左胁。"此对脾的形态位置做了说明。脾所包括的"散膏半斤"系指胰腺,从组织形态来看,"散膏与胰腺"比较相似。

一、脾的生理功能

1. 主运化 《黄帝内经》云："饮食入胃,游溢精气,上输于脾,脾气散精,上归于肺,通调水道,下输膀胱。"此谓对脾的运化功能比较概括的说明。

对"运化"的理解应为"精微与水湿"在人体的机转体现。人体纳入营养物质,在脾的正常功能下"游溢",使精华的物质输送滋养脏腑躯体、经脉、百骸。

若脾失去健运,则水谷不归正化的病理产物如湿留于中则为胀满,湿从下泄或小便不清,布散于外则为浮肿,为生病之源。

2. 主统血 《黄帝内经》云脾"主裹血",又说"脾藏营"。"裹血"与"藏营"可以理解为藏与统的动态平衡机制,"统"指统摄、统调之意,脾气统血、帅血。"藏"指脾贮藏血的脏器,又为气血生化之源,亦为脾生血之说。

若脾统血无权,可致血离其经,血溢于外表,可化为不同的紫点;若脾裹血过多,不能正常地调配运行,日久留于络中成为老血(脾大)。上述说明脾对血液的功能主要有裹藏与统摄两个方面。

3. 脾与抗病功能有关 《黄帝内经》早有"脾为之卫"的记载。"卫"指人体抗御外邪的功能,因为脾为后天之本,气血生化之源,实践证明,脾气健旺,身体健康,则很少感冒,若脾气虚之人,正气不足,易感外邪。

4. 脾与涎和意 《黄帝内经》曾载"五脏化液……脾为涎""五脏所藏……脾藏意"。脾气虚者,可见多涎;脾阴虚者,则见少涎。涎为脾之液。"意"与"智"均属于人体高级神经系统的功能活动，反映为人们的感觉、意识、意志和智力等。大脑是精神活动的物质基础，脑为髓之海，需要气血的濡养。脾是气血生化之源，脾虚者常伴有"意"和"智"的不足，如小儿智力障碍或"五迟"。病因与脾虚有一定的关系。思伤脾气，留而不行，积聚在中脘，则腹胀满，为"思则气结"之意。

5. 脾在窍为口，其华在唇四白 口包括唇、齿、舌、咽，所谓"血白"者，"四周明白之谓也"，唇是脾的象征，通过唇色鲜明与否，测知脾的功能盛弱。如唇发白，舌淡白，色苍白，无疑是贫血。

6. 脾与肌肉、四肢 肌肉居皮下，附着于骨骼关节，脾主运化水谷之精，以养肌肉，故脾生肉。《黄帝内经》说：四肢皆禀气于胃而不得至经，必因于脾乃得禀也，清阳实四肢……说明四肢的运动功能亦依赖脾的阳气，脾气健运，则清阳之气布达全身，营养充足，则四肢轻劲灵活有力。

7. 脾小则安 《灵枢·本脏》关系五脏形态病理方面的论述，"小则脏安"的有脾、肝和胃。脾高、脾下均属异常。还提到"脾脆"的危害，"脆"则不坚容易破裂。脾既能"裹血"，若裹血过多，统摄失常，可致血瘀、血虚和出血等病变，"脾脆"一旦破裂，则所裹之血，必然外溢。（临床常见于肝硬化，脾大出血）

二、脾病病机

本病的发病机理主要表现在脾的"运化"功能和气机"升降"的失常。脾脏特殊的生理决定了脾病常虚多于实。

（一）脾运化功能失常

1. 脾阳虚，运化无力　如脾气虚，中虚不足，运化功能减退，脾阳不振，阳虚生寒，见脾虚寒证，脾阳虚多由气虚发展而来。

2. 脾阴虚，运化受阻　脾阴虚即脾脏阴液不足，本脏阴损多由久病损及脾阴，或外感湿热之邪，或外邪化燥，或五志过极所致。脾阴是脾气功能活动的物质基础，脾阴可以化生脾气，二者相互为用，亦能导致气阴两虚，表现为滋润与运化功能减退，而出现干燥与运化无力的症状。

3. 邪气困脾，运化失常　邪气困脾是导致脾脏运化失常的重要因素。如饮食积滞、湿热蕴郁、痰饮水气、寒邪、瘀浊等病邪犯脾，皆可使脾气困顿，营运艰迟。最常化为湿邪困脾，湿性黏滞，阻气伤阳，湿热合邪为害更剧。

（二）脾升降功能失常

脾胃同居中焦，"胃纳""脾运"功能是通过升清降浊两种基本运动来实现，脾升胃降，两者既对立又统一，故王冰说："升无所不降，降无所不升，无出则不入，无入则不出。"

1. 清气下陷　清气即清阳，清气下陷是指气虚不能固摄，无力升举之意。脾宜升则健，李东垣《脾胃论》说："脾气一虚，令人九窍不通也。"脾虚气陷，精微不能正常输布反而下流膀胱，则小便浑浊如米泔；脾虚下陷升举无力，可致胃腑下垂，食入气陷更甚，脘腹愈觉不舒，余如肛门重坠，时有便意，内脏（胃、肾、胞宫）下垂，小儿气陷囟凹，老人虚胀胞下垂等。

2. 浊气上逆　浊气即浊阴，包括湿浊、痰饮、宿食等，是常见的浊气上逆；湿阻中焦，痞满或胀满，亦见头痛头晕；然痰气上逆，壅于胸中，头上气布得畅，而为痛眩也，朱丹溪所谓"无痰不作眩"。妊娠恶阻，由于平素脾胃虚弱，津液留滞，妊娠之后，浊气上逆，中脘停痰，多用二陈汤，由妊娠生理改变，服加一物，结合临床综合辨证，治法有异，应慎之。

3. **清浊相干** 脾运障碍，升降失司，清不得升，浊不得降，扰乱中焦，遂呈清浊相干的上吐下泻，亦有气机窒塞，不吐不泻，腹中满闷绞痛欲死等。应结合各种西医学检查，在短时间内做出应对。

第十二节　胃的生理与病理

一、胃的生理功能

胃为六腑之一，是腹腔中容纳食物的器官，其外形为屈曲状，《灵枢·肠胃》谓"胃纡曲屈，伸之，长二尺六寸，大一尺五寸，径五寸，大容三斗五升"。胃在膈下，上接食道，下通小肠，其经脉络脾，胃上口为贲门，胃之上脘，下口为幽门，胃之下脘，其间为半脘，三部统称胃脘。胃与脾相表里，其经脉起于鼻翼两膀，其主支穿过横膈膜，而与脾相连，胃为燥土属阳，脾为湿土属阴，二者表里相合，共奏升清降浊之力。

1. **胃主降** 胃将纳入食物、消化之食糜向小肠推送的功能称为"通降或降浊"。只有胃降才能将胃摄纳腐熟后的水谷及时下传至肠，并将糟粕排出体外，从而保持胃肠虚实更替的状态，故曰："胃司纳食，主乎通降。"叶天士云："胃宜降则和，以降为顺。"

2. **胃主受纳** 胃主受纳水谷，纳则贵下行，故曰："胃主降。"而胃气下降，又必赖于胃阴的濡养，故曰："胃以阳体而合阴精，阴静则降。"

3. **胃喜润恶燥** 胃之喜润恶燥特性与脾之喜燥而恶湿构成了相辅相成、相互为用的阴阳相济关系，同居中焦，胃燥能温脾湿，则脾之湿土温而不寒，方能行其上升之令、运化之职，如叶天士云："太阴湿土，得阳始运；阳明燥土，得阴自安。"

4. **胃为仓廪之官** 胃为仓廪之官，仓廪是指贮藏谷物的仓库。饮食入胃，"胃为水谷之海"，是提供脏腑和全身营养之所。如《黄帝内经》云："脾胃者，仓廪之官，五味出焉。"关于"受纳"是接受和容纳之意，食物摄入后，暂存于胃，而将这一过程称为"受纳"。至于"腐熟"，饮食物在胃中短暂停留后，便立即进行消化，这一过程称为"腐熟"，常言腐熟水谷之意，此即"胃为后天之本"根本所在。

二、胃与味

口甜 如因嗜食辛辣，饮酒过度，损伤脾胃，湿热内生，湿热交蒸上泛于口，则见自觉甜味明显，并兼有脘腹胀满、少思饮食，困倦懒言，苔黄厚腻，脉濡滑。

口酸 平时饮食失节，过食辛辣刺激之物，胃中积热则见口酸，或酸中夹腻，兼有胸脘痞闷，食而乏味，大便秘结，小便短赤，苔黄腻，脉滑散。

口中有辣感 因胃火上炎，熏灼口内黏膜，而见口中有辣感，并兼有牙龈溃烂或牙痛、牙血，舌体糜烂，舌红苔黄，脉滑散等。

口淡：因脾胃虚弱，运化不健，而见口淡及食谷不香，神疲乏力,舌苔薄净或中光,脉弱等;或因脾胃寒湿,致脾胃运化失常,寒湿上泛,而口腻且淡;或因脾胃湿热,湿热随脾胃之气上泛于口,故口腻而甜等。

由此可见,口味的正常与否,与胃的纳化功能有着密切的关系。

三、胃与吐物

在临床上常见不同的吐物患者,认真辨吐物之异有利于治疗。

1. 如呕吐物为清水或不消化食物,淡无酸腐气味者,多属寒邪犯胃。

2. 呕吐物为黄水,或不消化的食物,又见于长夏湿盛时令者,多属"暑湿阻胃"。

3. 呕吐物为不消化食物且气味酸腐如败卵者,则属"饮食失节"所致。

4. 若呕吐物为清稀痰涎或清水,且反复发作,多属"痰饮伏胃"。

5. 若呕吐物为苦水或黄水或绿水,或夹有食物残渣者,多属"胆热扰胃"。

6. 若呕吐物为酸水,或呕声高亢者,多属"肝气犯胃"。

7. 若呕吐物为清水,或饮食稍多即吐者,多为"胃阳衰弱"。

8. 若呕吐量少,或时作干呕者,多属"胃阴耗伤"。

四、胃与二便

由于胃与大肠小肠在生理上有着密切关系,故大便排泄虽由大肠所主，小便排泄虽由膀胱所统，小肠所管，但均与胃腑的纳运和升降功能分不开。因此，通过了解二便的情况，有助于对胃病的诊断和治疗。

1. 大便秘结，兼有面赤，身热口秽，溲赤，舌红苔黄燥，脉沉实滑散者为"胃肠积热"。

2. 大便溏泄，甚则水汤如注，且腹痛，恶寒发热，苔白，脉浮或濡滑者，为"寒邪中伤脾胃"。

3. 若腹痛肠鸣，头痛如裹，四肢酸重，苔白腻，脉濡缓者，多为"湿邪侵袭脾胃"。

4. 胸脘痞满或恶心欲吐，舌苔薄白，或薄黄而腻，脉濡滑，而见夏暑之季节，则属"暑邪扰及脾胃"。

5. 若便溏臭如败卵，并兼脘腹胀满，嗳腐吞酸，不见饮食，舌苔浊腻，脉滑数或弦数者，属"饮食停滞胃肠"，传化失职。

6. 若大便时溏时泄，粪便中夹有不消化食物，或稍进油腻之物即便次增多，且病程较长，而又兼食少，食后腹胀，面黄神疲，舌淡苔白，脉弱者，则属"脾胃虚弱"，运化无权，水谷不化。

7. 小便异常而与胃腑有关者，多见胃热壅盛所致小便短黄，脾胃湿热所致小便黄褐，以及脾胃虚弱所致的小便频数或小便不畅，或小便如米泔等。

第十三节　论食管病的诊治

食管，《难经集注》称为"胃之系"，《医贯》谓"咽系柔空，下接胃本，为饮食之路"。此为食管的解剖生理特征，还指出其"柔空"的生理特点。凡是引起胃病的诸种病因，同样能导致食管病变。

食管病，临床表现为咽中不适，甚则如物阻，吞咽欠利，嗳气频作，食物反流（至口中而咽下或吐出）等。本病早期不易明确属功能性疾病还是器质性病变，因此在疾病早期应加以重视，积极而认真地治疗。

《金匮要略》一书中就有"咽中如有炙脔"的症状描述，继有谓"咽喉噎闷，状如梅核"。后来遂有"梅核气"之名。近代又有"癔球"之简称。因致病因素与情志不畅有关，系心肝气郁，郁而生痰，痰气交结所致。

嗳气，古代医籍称之为"噫"，也是由于胃气失于和降所致，若食后嗳气不能主，也会引起食物反流。一般反流至咽或口腔，少量而尚未变味，往往再行咽下。如反流量稍多从口出，主要病机是胃气上逆，多由胃腑之病或由肝气犯胃所致，总之，以气病为主，若因肝郁气滞化热，热扰于胃，则反流物可兼酸味。

临床上根据证候表现，予以辨证治疗如下：

1. 气郁证

症状：嗳气频作，食后嗳气而致食物反流，胸闷，舌苔薄白，脉弦细。

治法：理气解郁，和胃降逆。

方药：解郁合欢汤。合欢花、柴胡、白芍、郁金、沉香、薄荷、茯神、陈皮、竹茹、橘饼、姜汁。还可配用肉豆蔻、代赭石、旋覆花等。

方中白芍、薄荷、姜汁是辛散以宣通气郁之品，还可佐以甘麦大枣以甘缓养心。《素问》说："肝欲散，急食辛以散之。"

2. 肝胃郁热证

症状：嗳气多，食物反流，呕吐，口干或兼口苦，舌质微红，脉稍弦或细数。

治法：清泄肝胃之热，理气和胃降逆。

方药：左金丸合橘皮竹茹汤（《济生方》）加减。如大便干结者配大黄。

3. 痰气交阻证

症状：咽中不适，如有物阻，胸闷或胸骨后不适，舌苔薄白，脉稍弦。

治法：理气解郁，化痰散结。

方药：半夏厚朴汤加减。如咽干而痛，可加牛膝、桔梗、射干、金果榄清热利咽。

4. 气滞血瘀证

症状：在气郁证的基础上，兼加舌质紫暗，胸骨后隐痛部位固定等，病史较久。

治法：行气化瘀。

方药：血府逐瘀汤加减。如柴胡、赤芍、枳壳、甘草、当归、生地黄、川芎、桃仁、红花、牛膝、桔梗。或解郁合欢汤加减。还可以酌情代茶饮，如陈皮、桔梗、木蝴蝶等。急性子，在《本草纲目》中有"治噎膈，下骨鲠"的记载，功擅破瘀通利、散结软坚，对食管病吞咽不利或吞咽困难者用之有效。王不留行行水化瘀，威灵仙走而不守，宣通十二经络，也是治疗食管疾病的常用良药。

第十四节　从脾论治慢性乙型肝炎

本人多年来从脾论治慢性乙型肝炎，并根据临床表现结合舌脉辨证，分为四型施治，现分述如下。

1. 脾虚肝郁型

症状：纳食欠佳，腹胀嗳气，胁痛或胀及不适感，肢倦无力不耐劳累，大便溏薄，小便色黄，舌淡或边尖红，苔白腻或根厚，脉弦滑或弦缓。

治法：疏肝健脾和胃。

方药：柴胡疏肝散加减。柴胡、太子参、茯苓、佛手、山楂、丹参各 15g，白术、陈皮各 10g，薏苡仁、白花蛇舌草各 30g，白芍 15g，虎杖 10g。

[临床验案]

刘某，男，34 岁，农民。1996 年 3 月 24 日初诊。主诉全身无力，脘腹胀满，食后则甚，纳差厌油，已半年有余。患者素有胃病史，曾用胃药不效。后经某医院检查诊为乙型病毒性肝炎（乙肝病原血清学检查示"大三阳"）。B 超提示：肝区光点密集，胆囊炎。肝功能化验示：SGPT 86U，TTT 7U，TFT（+），余无异常。经服西药，症情未减，转入我科行中医诊治。刻下症见胁肋胀痛，嗳气则舒，纳谷不香，倦怠乏力，眠差，大便溏薄，舌边红，苔白腻，脉弦缓。用上方加夏枯草、黄芩各 10g，山药 15g，炒苍术、佩兰、藿香、苏梗各 15g。服 14 剂，胁痛、腹胀均除，便溏好转，饮食增加，舌边红、苔腻、脉弦滑好转，唯时感无力。用上方去黄芩、虎杖、夏枯草、白花蛇舌草，加黄芪 30g。治疗 3 个月，自觉症状消失，查肝功能各项指标正常。"大三阳"转为"小三阳"。B 超示：肝胆未见异常。乙型肝炎病毒检测结果正常，随访 1 年未见反复。

按：本病属缓慢起病，患者有胃病史。确诊为乙型病毒性肝炎后，患者精神负担加重。思伤脾，眠差，胁痛；脾失健运，湿邪难化，致脾虚显现。故从中州治理，用苍术、藿香、佩兰、砂仁、半夏健脾燥湿，芳香化浊；苏梗行气和胃，湿得以化；重用黄芪益气；原方中太子参、白术、山药理脾增食；柴胡、佛手疏肝理气；白芍养血柔肝；虎杖、黄芩、夏枯草、丹参降低 SGPT，故病情康复较为理想。

2. 脾虚湿困型

症状： 胁肋疼痛，肢体困重，脘腹胀满，食欲不振，肢面浮肿，大便溏薄，舌淡或淡红，苔白腻，脉沉缓或濡缓。

治法： 健脾化湿。

方药： 藿香正气散加减。藿香、佩兰各 15g，猪苓 10g，半夏 10g，苍术、白术、茯苓各 12g，山药、木瓜、茵陈、薏苡仁各 20g，厚朴、石菖蒲各 10g，白蔻仁 8g，滑石 30g，甘草 6g。

［临床验案］

马某，男，58 岁，农民。1996 年 4 月 3 日初诊。患者 2 年前查肝功能异常，乙肝病原血清学检查示"小三阳"。B 超提示：胆囊壁毛糙。当时没有明显症状及不适，由于家庭生活困难，服西药简单治疗。近来食欲日渐不振，厌油腻，时有恶心，胁肋胀痛，大便溏，小便黄，午后下肢浮肿，舌淡红，苔黄腻，脉沉濡缓。肝功能检查：SGPT 125U，TTT 8U，ZnTT 14U，TFT（＋）。B 超示：肝区光点密集，胆囊肿大。在上方的基础上加减治之。

方药： 柴胡 15g，黄芩 9g，炒大黄 6g，茵陈 20g，炒苍术、白术、茯苓、藿香、佩兰各 15g，白蔻仁 10g，厚朴、石菖蒲各 10g，虎杖 10g，山药 15g，泽泻 15g，陈皮 15g，半夏 10g，甘草 6g。服药 10 剂，诸症大减，舌苔明显化薄，浮肿消退，精神转佳，唯有脘闷，大便溏，但次数减少。

二诊：上方去黄芩、虎杖，加佛手 10g，鸡内金 10g，山楂 15g，服药 21 剂，每服 7 剂后停药 3 天，待月余诸症消除。复查肝功能正常，"小三阳"。为彻底治愈，患者要求继续服药治疗，给予黄芪建中汤加减：黄芪 30g，白术 10g，淫羊藿 20g，山药 10g，桂枝 6g，甘草 6g，生姜 3 片，大枣 5 枚。服药 1 年（有短时停药）复查"小三阳"消失，HBsAg 转阴。2005 年 1 月 17 日检验肝功能报告：HBsAg（-），抗 HBS（+），HBeAg（-），抗 HBe（-），抗 HBc（+）。可知机体已产生免疫力，彻底摆脱终身肝病之忧，随访无复发。

按：本病为肝病及脾、脾虚湿困所出现的本虚标实。由于湿邪缠绵日久，郁而化热，临床表现错综复杂，在治疗中始用益气健脾，芳香醒脾，开胃健脾，宣中化湿或利湿，时而表现郁而化热，舌淡红，苔黄腻，脉弦。予以辛开苦降，用药时当心寒凉过量伤及胃。重点调理脾胃之生机，终达后天得养，湿浊得化，肝气得舒。尽管病程长，由于重点解决了脾虚与湿困，因而取得满意之效。

3. 脾虚阴亏型

症状：胃纳不佳，四肢无力，胁肋隐痛，五心烦热，目眩眼涩，身倦肢麻，口干口苦，舌红有裂纹，苔薄黄或无苔，脉弦细或弦数。

治法：滋阴健脾。

方药：北沙参 20g，薏苡仁 15g，黄精 15g，玉竹 15g，生地黄 15g，枸杞子 15g，白芍 20g，木瓜 10g，丹参 20g，茯苓 12g，郁金 10g，肉苁蓉 10g，甘草 6g。

[临床验案]

陈某，女，38岁，工人。1999年10月26日初诊。患者自1996年患无黄疸型肝炎，曾在某医院运用中西药结合按湿热内蕴、肝郁气滞证治疗，效果不明显，肝功能时而好转，近期肝功能 SGPT 145U，TTT 10U，ZnTT 16U，TFT（++），乙肝病原血清学检查示"大三阳"。肢软倦乏无力，纳食欠佳，肝区隐痛，口干口苦，午后烦热尤甚，目眩干涩，夜寐尚可，月经先期量少，色紫暗，舌红，苔薄黄，脉沉细数。用上方加败酱草、夏枯草、红花各10g，桃仁10g，大黄8g，茵陈30g。服药21剂后饮食增，胁痛减，仍身倦，查肝功能：SGPT 96U，TTT 7U，ZnTT 15U，TFT（+）。上方去茯苓、郁金、木瓜、玉竹，加黄芪30g，黄柏10g，又服21剂，乏力明显好转，肝功能转正常，乙肝病原血清学检查示"小三阳"，继服健脾和胃、滋补肝肾之品。调理3个月余，月经恢复正常，随访1年病情稳定，无反复。

按：本例病程长达数年，初用清利肝胆湿热之剂不显，反产生阴亏之象。治以健脾滋阴为主，但虑其过补助邪，扶正之中需解毒，初用败酱草、夏枯草、大黄、茵陈以清热解毒，亦可降SGPT。纳食好转，为防止残留湿邪下注，除加黄芪以助正气外，并伍以黄芩、黄柏清利下焦湿热，待湿热清除，最后予健脾和胃、滋补肝肾之剂固其后，其中肉苁蓉助其阳又生津。

4. **脾虚血瘀型**

症状：纳食不振，倦怠无力，胁肋刺痛，肝脾肿大，面色黧黑，齿鼻衄血，腹胀便溏，目黄，尿黄，或有肝掌、蜘蛛痣、颈面微血管扩张，舌质暗红或有瘀点、瘀斑，苔黄或腻，脉弦或涩。

治法：健脾疏肝，化瘀消癥。

方药：太子参、黄芪、虎杖、炙鳖甲各 20g，薏苡仁、山楂、丹参、茵陈各 15g，佛手、郁金、赤芍各 12g，白茅根 30g。

[临床验案]

徐某，男，48 岁，干部。1996 年 9 月 25 日初诊。患者 6 年前患急性肝炎，已治愈，2 年后自觉劳倦，复查肝功能异常，经中西药治疗又一度好转，近因搬迁，劳累过度，病又复发。查肝功能：SGPT 164U，TTT 12U，ZnTT 16U，TFT（++）；B 超示肝大，剑突下 4cm，脾厚约 5.4cm。食欲减少，肝区刺痛，肢倦，面色灰暗，齿衄晨起甚，腹胀便溏，烦躁眠差，手掌可见朱砂点，颈左前有蜘蛛痣，舌质暗紫，体胖，苔黄腻，脉弦涩。治疗用上方加旱莲草 20g，鸡内金 15g，山药 15g，板蓝根 30g，服药 15 剂。

二诊：经服药后齿衄、肝区痛、烦躁眠差均有好转，尿黄转淡，纳食增加，唯乏力气短，腹胀便溏。上方去赤芍、虎杖，加苍术、白术各 15g，砂仁 10g，黄芪 50g，山药加量至 30g，服药 15 剂。

三诊：乏力、便溏改善，腹胀有减，加厚朴 10g，木香 10g，服 10 剂。

四诊：腹胀大减，余无不适，查肝功能正常。B 超示肝大，剑突下 1cm，脾厚约 3.3cm。精神食欲俱佳，面色转润。改服自制大黄䗪虫丸，每服 10g，每日早晚各 1 次。服药近 1 年，复查肝功能正常，B 超示肝区光点稍密，脾正常。乙肝病原血清学检查示"小三阳"，乙肝病毒 DNA 检测结果正常。

按：本例虚实互见，脾虚湿热盛，肝郁瘀血俱呈。故用健脾益心，清热退黄，活血化瘀，佐以疏肝理气，扶正与祛邪兼施，症状改善。邪实先祛乃清化奏效，然脾虚更显。二诊用苍术、白术、砂仁、黄芪，山药加量，为之加强健脾祛湿、扶正作用，同时减苦寒伤胃药。三诊加理气之品以消胀。四诊湿热清，脾胃健，肝气疏，血瘀渐化。为善其后，取大黄䗪虫丸治之，攻补兼施，达到扶正不留瘀、祛瘀不伤正，缓中补虚之功效。

5. 体会

对本病的认识，如果简单地把西医的肝病等同于中医的肝病，那么必然存在着误区，往往导致在乙肝治疗中出现方向性的失误。脾胃为后天之本，气血生化之源，为升降之枢，乙肝属中医脾胃病范畴，属本虚标实之病。

第十五节　中西医对脾胃病的不同辨治

一、慢性胃炎是否都属热证

慢性胃炎，行胃镜检查，可见胃黏膜充血、水肿，甚至有糜烂等病损的表现，有时可验到幽门螺杆菌。慢性胃炎和热证之间不能画等号，如果不加辨证盲目地用寒药，如黄连、大黄、黄芩、金银花、石膏之类，会有不同程度的副作用，可能会损伤脾胃功能。对于慢性胃炎，中医辨证可有肝气郁滞、郁热内阻、胃阴不足而阴虚生热、脾胃气虚夹湿浊而致湿郁化热等，都不是单纯的胃热证。总的来说，将慢性胃炎等同于胃热证，一概地用清热药是不妥的。

二、幽门螺杆菌感染导致的肠上皮化生如何治疗

幽门螺杆菌的西药治疗用甲硝唑、阿莫西林等。如长期运用

抗生素可能随之产生耐药、抗药等问题，也应加以考虑。慢性胃炎，按其主要临床表现，属于中医学胃脘痛、胃胀（或胃痞）、嘈杂等范畴。本病患者因个体差异，有的兼有湿浊，表现为胸痞闷、食欲不振、舌苔白腻、口黏不欲饮水等。故不可一见 Hp 阳性者，就不加思考地辨证，过用苦寒之类的药物。要知道胃的生理"主受纳和腐熟水谷"，若苦寒过度损伤脾胃，可加辛温之品。其治则视其症状，对脾胃予以升降、润燥、消补、清化等八法。即使有致病菌的存在，也有可能被抑杀祛除，病理损害得以修复，病变逆转，这是中医药治疗疾病的特色和优势。

"肠化"即肠腺上皮细胞化生之简称，是指正常的胃黏膜上皮被肠上皮所代替，使该部位从原来的分泌功能转变为吸收功能，吸收的脂质有可能滞留而形成致癌物质，尤以分化不完全的结肠型化生危害最大。不典型增生亦即"异常增生"，轻度增生多由炎症引起，可以逆转，中重度增生常可成为癌的前期病变。

临床上见有上述"肠化"病变的患者较多，一定参考病理检查，即使是中重度的变异，也应根据患者的体质情况进行整体辨病和辨证相结合。本病多发于 50 岁以上的人群，应予以针对性治疗，作为医者切忌"草木皆兵"，切勿让患者日夜恐癌，控制并防止情志因素对疾病的不良作用。

第十六节　疏肝法的临床运用

疏肝，是疏泄肝气的简称。疏肝必理气，是治疗肝气郁滞的主要方法。《内经》中有"肝欲散，急食辛以散之""肝苦急，急食甘以缓之"等治疗原则的记载。清代叶桂认为："过郁者，宜辛宜凉，乘势达之为妥。"这是对"木郁达之"治法的补充。
又提出："用苦泄热而不损胃，用辛理气而不破气，用滑濡燥涩
而不滋腻。"此对拟定治疗肝气郁滞的方药提供了具体的指导
意见。

一、疏肝理气方药

1. 柴胡疏肝散（《景岳全书》）

此方为疏肝理气的代表方剂。

歌诀：柴胡疏肝枳壳芍，香附陈芎与炙草，疏肝行气兼和
血，肝郁气滞此方疗。

组成：陈皮，柴胡，川芎，枳壳，香附，白芍，炙甘草。

功效主治：行气疏肝，和血止痛。用于肝郁血滞所致的胁肋
疼痛，往来寒热以及痛经等。现常用于慢性胃炎，消化性溃疡，
胆囊炎，胆石症，冠心病，急性传染性肝炎等。

按：本方所治疾病是因肝郁不舒，气血运行不畅而致。方中
以柴胡疏肝解郁为君药；白芍柔肝敛阴、缓急止痛，香附、枳
壳、川芎理气行血止痛，共为臣药；陈皮醒脾和中，为佐药；甘
草益气补脾，调和诸药，为使药。全方共奏疏肝解郁、和血止痛
之功。气郁化热者，非本方所宜。研究表明，用雄性槟榔鼠制成
肝郁模型，然后用此方煎剂灌胃给药，在腹腔麻醉条件下做胆汁
引流，记录1小时胆汁流量，结果表明本方对肝郁动物的泌胆功
能有显著的促进作用。

2. 四逆散（《伤寒论》）

歌诀：四逆散中柴胡芍，枳草等药相为伍，阳郁不伸成四
逆，疏肝理脾郁自舒。

组成：柴胡，白芍，枳实，甘草。

功效主治：透邪解郁，疏肝理脾。主治少阴病，四逆证，故以四逆散为名。四逆，即手足不温。

按：关于疏调肝气，张山雷在《脏腑药式补正》中曾强调："肝气乃病理之一大门，善调其肝，以活百病，胥有事半功倍之效。"在临床上确定病机的基础，如何选方用药，必须熟练掌握药的性能与配伍得当，才能药到病除。

如柴胡入肝胆，主升散，主疏肝，"木能疏土，故为肠胃之要药，白芍能收敛耗散之阴气，摄纳而涵藏之……实是肝胆气浮，恣肆横逆必须之品"。张氏谓：山茱萸是为肝脏气旺，荡决莫制者，无上妙药。"天仙藤疏通络滞，宣导以运行"。竹茹与丝瓜络亦属入络以助气血之运行。苏梗功擅疏肝理气解郁，如慢性胃炎患者，具有肝胃气滞证，用苏梗疗效甚佳，没有化燥生热伤阴的征象。

二、疏肝理气法

本方法适用于胸胁、胃脘胀痛或隐痛，痛位不定，甚则引及背肩，伴有胸闷脘痞，嗳气频作，得嗳则舒，症状的产生与加重常与情志因素有关，舌苔薄白，脉象弦或细弦。上述症状多见于慢性胃炎、慢性胆囊炎、慢性肝炎、神经功能性疾患，妇女可见月经不调，或伴有乳房胀痛等。常用醋炒柴胡、苏梗、白芍、枳壳、香附、郁金、青皮、陈皮、橘叶、佛手，胁痛加木香、延胡索，胃气不和、食欲不振可加鸡内金、神曲之类。

1. 合用通络法　症见胸胁疼痛，胸闷不畅或伴有闷咳，低热，舌苔薄白，脉象细弦。可见于某些渗出性胸膜炎后期，胸膜肥厚粘连，或胸神经痛等。可用香附旋覆花汤加减，常用柴胡、香附、旋覆花、苏子、苏梗、法半夏、当归、丝瓜络、炙乳香、白芍、路路通、丹参等。

2. 合用化痰法 化痰法有两类，一用于"痰气郁结"，症见咽中不舒，如有物梗，胸闷善太息，舌苔薄白或腻，多见慢性咽炎、食管功能障碍、神经官能症等，可配半夏厚朴汤。常用柴胡、苏梗、半夏、茯苓、陈皮、郁金、木蝴蝶、香附、枳壳、桔梗、射干随症加减。二是痰气交结的瘿气，颈前瘿肿一侧或二侧，胸闷，舌苔薄白，脉弦，起病有明显的情志诱因，多见于女性。治拟四海舒郁丸、海藻玉壶汤加减，常用药如炙柴胡、香附、青皮、陈皮、贝母、海蛤壳、海藻、昆布、半夏、茯苓、黄药子、薏苡仁等。

3. 合用清热法 一多用于肝胃气滞而化热证，症见胃脘灼痛嘈杂泛酸，口苦而干，嗳气则舒，脉弦。可配用左金丸、化肝煎加减，常用药如炙柴胡、白芍、香附、郁金、川连、吴茱萸、贝母、丹皮、公英、石见穿等。二多用于肝胆气郁化热证，症见胁痛如灼、心烦口干而苦，舌质红、苔黄，脉弦数，可见肝胆炎症，如胆结石选用丹栀逍遥散加减，药用柴胡、黄芩、丹皮、栀子、当归、白芍、生地黄、甘草、茵陈、大黄。

4. 合用化瘀法 适用于肝气郁滞久而致瘀，症见胁痛经久，胸闷且痛，痛位较固定，隐痛或刺痛，舌质有紫气，脉细或细涩等，方用血府逐瘀汤加减，药用柴胡、香附、赤芍、白芍、当归、桃仁、红花、川芎、丹参、郁金、枳壳、娑罗子等。

5. 合用健脾法 适用于肝脾不和证，主要症状如食少、神倦，胁胀或隐痛，脘腹痞胀，大便溏泄，便前腹痛肠鸣，舌苔薄白，脉细或细弦，常用于慢性胃肠炎、胃肠神经官能症、慢性肝炎等。方用逍遥散、痛泻要方等加减。常用药如炙柴胡、炒白术、炒白芍、炒防风、陈皮、神曲、茯苓等。肝脾两虚又兼气滞者，配加归芍六君子。如效果不显，属于气散而不收，可加乌梅、木瓜与白芍同炒，及山茱萸以敛肝消胀。

6. 合用温经法　适用于寒滞厥阴，疏泄失常之证。主症为少腹睾丸或连阴囊疼痛坠胀，畏寒，苔白，脉沉弦。多见于疝气、慢性睾丸炎、精索炎症。选用天台乌药散加减，常用炙柴胡、延胡索、炒小茴、乌药、木香、吴茱萸、肉桂、橘核、荔枝核、青皮等。如慢性前列腺炎，少腹坠胀，小溲欠畅，寒滞厥阴，又兼湿热下注者，加黄柏、知母、车前子、虎杖、茯苓、琥珀、白茅根等。

7. 合用利水法　适用于肝气郁滞而致水液潴留之证。水液的运行排泄，需通过肺的通调，脾的运化，肾的蒸化，与肝的疏泄有一定关系。疏调肝气有利于治水。妇女月经不调，经行前后面部肢体浮肿、乳房胀痛、胁痛隐隐、情绪容易激动、小溲短少、舌苔薄白、脉细弦，这些表现多见于围绝经期综合征或经前期综合征等。常用药如炙柴胡、香附、炒白芍、炒白术、泽兰、泽泻、天仙藤、益母草、茺蔚子、合欢花、凌霄花、车前子等。

上述疏肝法在临床中应用最广，使导致肝气郁滞的病理因素逐渐清除，不至于向肝火、肝风、血瘀等方向发展。这在一定程度上是既治"已病"亦治"未病"。并重视病人的情志等方面的因素，力求做到"移情易性"，以消除气郁的病因，亦是极为重要的措施。

第十七节 "脾主运化"理论用于临床治疗糖尿病

一、传统医学对脾主运化的认识

从"运"和"化"的本意来看："运"，转也，动也，"行之不息也转输"，故运可表述为运转不息，转输；"化"，天地阴阳运行，自有而无，自无而有，万物生息，则为化；脾为后天之本，气血生化之源，脾在人体应有的生理功能即"运化"，即消化、吸收、输布、气化等四个方面。

二、脾在运和化的联系区别及治则

1. 在生理状态下，《素问·经脉别论》云："饮入于胃，游溢精气，上输于脾，脾气散精，上归于肺，通调水道，下输膀胱，水精四布，五精并行。"脾一方面为机体提供充足营养，另一方面将体内的代谢废物及时清除，从而保证各种生理功能的正常，将胃所受纳的食物，中上得运，升降有序，散精有力，灌溉四旁，气血无所滞，痰湿无所聚，此为脾主运化的道理。脾主"运"的功能正常，则食物中的淀粉、脂肪、蛋白质经过消化，淀粉逐渐水解为葡萄糖，脂肪分解为乳糜微粒，蛋白质分解为氨基酸，而后被机体吸收；脾主"化"的生理功能则进一步将吸收的葡萄糖、氨基酸、甘油或脂肪酸氧化分解产生能量，或合成各种组织蛋白酶类和激素等，并实现糖类、脂肪、蛋白质三大物质间的相互转化。

2. 在病理状态下，脾"运"失司，食少、腹胀、大便溏薄，久则气虚或中气下陷或伤及脾阳，或气血化源匮乏，为营养物质消化吸收障碍；脾主"化"失司，为脾不能为胃行其津液，为脾不散精，气化障碍，精微的物质不归正化或滞留过多，聚而生湿为痰，化热留瘀等（如妇科常见肥胖之人闭经不孕），为虚实夹杂的脾虚失化证，具体表现为物质与物质以及物质与能量之间的转化障碍，出现体内营养物质堆积，而形成高血糖、高血脂、肥胖等代谢异常。

3. 在治疗上分别认识到，脾虚失"运"，多指生活水平低下，或饥饱失常，或劳累伤脾导致营养物质吸收障碍，引起单纯性脾虚脾阳不足，而致脾不化谷。本病在临床上亦联系肾阳，肾为先天，脾为后天。譬如，鼎釜之中，置诸米谷，下无火力，虽终日米不熟，"其何能化"？由此说明中医学的整体观念。治拟温补肾阳，培补脾土，益气健脾助运。代表方剂：四君子汤。肾阳不足，加附子、肉桂、仙茅、菟丝子、淫羊藿等。脾虚失"化"，多指生活水平较高或嗜肥甘厚味或贪逸少劳，导致营养物质在人体堆积，不能转化或消耗，形成虚实夹杂证，以郁热痰湿、瘀血标实为主，兼有脾虚不化。治拟攻补兼施，以补虚散邪助气化为主。《素问·五脏生成》说"脾欲甘"，甘有甘温、甘寒、甘淡之区别，甘寒滋阴法为缪仲淳所提倡的脾虚火旺之证，滋阴养血，扶持脾土，脾阴虚渐生，虚火下降，并创立承前启后滋脾方剂——资生丸，对脾脏气阴两伤兼脾胃气滞证效果较好。

三、"脾主运化"理论的现代研究

读经典看临床，探讨西医学资料。研究表明，脾主运化与水谷精微物质的生成密切相关，应从消化、吸收、胃肠运动代谢、胃肠道激素等方面进行深入探讨。中医学脾的功能和西医学胰腺的功能密切相关，胰腺外分泌功能（分泌胰淀粉酶、胰蛋白酶、胰脂肪酶）异常，引起胰源性腹泻、消化不良、营养不良、消瘦等，与脾虚证相似；胰腺内分泌功能（分泌胰岛素等）失调，引起多食、多饮、多尿、消瘦等，与消渴相似。脾虚患者结肠黏膜上皮细胞微绒毛稀疏，部分微绒毛退变、断裂、脱落等，引起吸收障碍。此时检验结果示餐后胃电波幅参数、空腹结肠电图频率范围都低于正常，出现胃肠运动代谢减弱表现，胃窦 G 细胞、D 细胞、血清胃泌素明显减少。上述对脾主"运"的功能研究较为详细，但对脾主"化"的功能研究不足。

四、胰岛素抵抗是研究脾"化"失司的切入点

胰岛素抵抗是指机体胰岛素效应器官对胰岛素生理作用不敏感，而致胰岛素在周围组织摄取和消除葡萄糖的作用减低的一种病理生理状态，会导致代谢综合征的发生。

西医学认为胰岛素的生物效能是将水谷精微的主要成分葡萄糖运到肝脏、肌肉、脂肪组织等靶器官，进而分解释放能量，供给组织细胞活动需要，把多余的糖结合成肝糖原、肌糖原或脂肪等。虽然对糖尿病的发病机制目前尚未完全清楚，但有研究表明，胰岛素受体数量或活性的下降，胰岛素的信号传导通路异常，葡萄糖运载体表达下降，拮抗胰岛素样激素增多及胰岛素自身抗体增多等，均可导致胰岛素抵抗（IR）。

五、进一步认识糖尿病成因与脾虚失"化"的治疗

现代学者认为糖尿病的成因主要为饮食不节，贪逸少劳。此外，还与禀赋不足、情志失常、年老体衰等因素有密切关系。由

于长期嗜食肥甘，怠惰少劳动，导致脾运"化"失司，继发"膏粱"之变。一方面，水谷精微在体内堆积过多（包括葡萄糖、脂肪、蛋白质等）；另一方面，脾化失司，脾不能散其精微物质，水湿不能布散运化，水谷的精微不归正化，聚而成湿浊，或湿浊内生，或郁而化热，或阻滞气机，或酝酿成痰，或瘀血阻络等。高血糖、高血脂等都是气化阻碍影响物质和能量代谢的结果。糖尿病、高血压、肥胖等均表现为典型的脾虚"失化"证。益气散聚方是治疗糖尿病的基础方。本方由黄芪、黄连、泽泻、蒲黄等组成，其药理作用为：黄芪甘温补中，推动枢机，助脾散精，为君药；黄连苦寒，泻火燥湿，为臣药；泽泻甘寒利水，渗湿泄热，助黄连清热，热随湿去，邪去则清气得升，浊气得降，蒲黄味甘性微寒，血分药而兼行气分，上者可清，下者可利，滞者可行，是为佐使。

诸药相合，共奏益气散聚之效，使气血津液得以正常布散运化，用于临床，收到了良好的效果。鉴于此，糖尿病可作为研究脾主"化"功能理想的切入点。

第十八节 水蛭的临床运用

水蛭味咸苦，有小毒，能破血逐瘀，系痰瘀同治之品。"但破瘀血而不伤新血"。且主张"最宜生用，甚忌火炙"。本人临证数十年，在治疗冠心病、高血压、闭经、肝硬化、腹水及癥瘕等方面运用水蛭，摸索到了一些经验，只要辨证准确，配伍合理，其用量可达 10~15g（为末装胶囊），且疗效显著，从未发生不良反应。兹介绍临床体会如下：

案例一（心痹）

张某，男，63岁。有风湿性心脏病病史30余年，受寒及劳累后易于发作。翌日稍活动后即感心悸胸闷，下肢轻度浮肿，半月前因受寒后病情复发，于1991年11月26日收住院，彩超示右侧胸腔积液（中等），特来就诊。刻诊面色少华，胸闷气急，心悸乏力，双下肢轻度浮肿，唇微绀，咳嗽，吐少量白痰，饮食一般，舌淡有齿印、苔薄、色紫，脉细结，证属心气不足，瘀水内停。治拟：活血化瘀，益气宁心，佐以利水。方药：生水蛭粉10g（装胶囊），丹参30g，党参10g，黄芪30g，茯苓15g，陈皮15g，山药15g，薏苡仁20g，泽泻15g，葶苈子20g（布包），附子10g。

5剂。服此药后症状减轻，心悸明显好转，气急亦减轻，继服上药5剂后，复查彩超示胸腔积液全部消失。后以益气养心方巩固。

按：风心病类似于中医"心痹"之候，多因风、寒、湿、邪侵入经络，搏于血脉，以致心体残损，气血亏虚，瘀血阻滞，水湿停滞。本患者年龄偏大，瘀血征象明显且体气亏虚，故以活血化瘀，温阳利水，益气宁心，攻补兼施。水蛭、丹参活血化瘀，利水；党参、黄芪、薏苡仁、山药益气宁心；葶苈子合附子温阳祛寒，并可使葶苈子寒性去而利水之功益佳；茯苓、陈皮、泽泻利水渗湿。本案药切病机，故疗效显著。

案例二（水肿）

孙某，女，47岁。患者自2年前微感面部及双下肢浮肿，活动后症状加重，近1个月来浮肿进一步加重，晨起双目难睁，眼睑浮肿，双下肢凹陷性浮肿，尤以下午为甚，腰痛乏力，全身皮肤有胀满感，轻度畏风，饮食一般，两便正常。舌质淡红、苔薄，脉细涩。B 超示肝胆胰脾肾等正常。证属阳虚水停，瘀血阻滞。治拟：温阳利水，活血祛瘀。方药：水蛭 10g（研末装胶囊），炒白术 15g，茯苓 15g，黄芪 30g，防风 6g，防己 10g，麻黄 5g，桂枝 10g，陈皮 15g，大腹皮 15g，仙茅 10g，益母草 30g，车前子 30g（布包）。服上药 7 剂，10 天后症情大减，晨起睁目灵活，双下肢午后仍有轻度浮肿，余症亦减轻。前法有效，本方再进 5 剂，浮肿皆退。后予以健脾益气之方巩固。

按：《内经》云："诸湿肿满，皆属于脾。"气为水之母，则气行、血行、水行。气化水亦化，气虚不能行水，阳虚气化失司，瘀血阻滞，水湿内停，形成水肿。"血不行久而成水"。本案是寒凝经脉，瘀血阻滞，而致水肿，如单用利水温阳，难以取效，方以活血化瘀、温阳利水，合而治之。两者相得益彰，取效甚捷。

案例三（肝硬化）

王某，男，41 岁，2001 年 3 月就诊。患者近半年以来，身倦乏力，饮食较前差，脘腹胀满，右胁时有隐痛，小便短少，大便日一行。经检查肝功能转氨酶增高，乙肝病原血清学检查示"大三阳"，诊断为慢性活动性乙型肝炎。B 超提示：肝硬化伴轻度腹水，脾稍大。舌质暗红，苔薄黄，脉弦涩。证属肝血瘀阻，水湿内停。治拟：活血化瘀，疏肝利水。方药：水蛭粉 10g 装胶囊，每日二次服。柴胡 10g，黄芩 8g，白术 15g，茯苓 15g，半夏 8g，陈皮 15g，砂仁 6g，桃仁 10g，莪术 10g，三棱 10g，鳖甲 20g，木通 6g，猪苓 6g，甘草 5g。水煎服，20 剂，7 天服 5 剂，日二次。月余诸症大减，饮食较前增加，脘腹舒适，气机条达，小便多，大便日 1~2 次，月余复查 B 超，肝质地较前稍软，脾大减轻，腹水消失，肝功正常，乙肝病原血清学检查示"大三阳"转至"小三阳"。

继后以水蛭粉 4g 合三七粉 3g 装胶囊，每日分二次早晚服，连服 10 个月，待后复查肝脾均恢复正常，肝功能正常，仍携带乙肝病毒。

按：湿热之邪，虚实夹杂，邪毒留恋肝脏，使肝脏结缔组织增生，血流障碍，肝细胞坏死，致而肝脾肿大，此为瘀血的形成，活血化瘀是针对"瘀"而施治。用西医学的角度看，活血化瘀具有扩张肝脏血管，改善肝微循环和抑制肝纤维化的作用，从而防止肝细胞的坏死和纤维组织增生。所谓中药活血化瘀是治疗肝硬化的重要方法。

首治以水蛭胶囊治其本，配合疏肝健脾和胃利水，使毒邪加快从小便排出，是治其标。待后以水蛭、三七胶囊缓治"化瘀"，加之患者年仅 40 岁，正气盛，机体转化快，此案有是证，用是药，获药到病除之效。